自分らしく生きて、逝く

清田武俊
KIYOTA TAKETOSHI

幻冬舎 MC

自分らしく生きて、逝く

はじめに

具合が悪くなったら、パジャマのまま、スリッパのまま、いつでも普段着でお越しください――

これは私がクリニックのホームページで地域の皆さんに呼び掛けている言葉です。地域に根ざしたかかりつけ医として、いつでも、すぐに頼ってもらえる身近な信頼関係を何よりも大切にしています。患者とは一生の付き合いをし、最期の瞬間まで伴走することが私たちの役割であり願いです。

私は大学を卒業後、大学病院勤務を経て、地域医療にかかわりながら病院経営に従事したいと考え、当時「老人病院」といわれていた熊本県内の病院の院長に就任しました。そこで見た光景を私は今も忘れられません。病室には、人工呼吸器や心電図モニターなどの機器や点滴の管につながれたお年寄りたちのベッドが並び、家族や友人の見舞いもほとんどないまま、お年寄りたちは病院でひっそりと最期を迎えていたのです。私はそんな場面に立ち会うたび、果たして死の迎え方がこのような形でいいのだろうか、人生の幕の引き方にはもっと違う形があるのではないだろうか、と疑問を抱くようになりました。

日本ではかつて自宅で死を迎えることが当たり前で、厚生労働省の人口動態統計によれば、1951年は82・5％の人が自宅で亡くなっていました。しかし、1977年の在宅死率は44・0％にまで減って病院で死亡した人の割合のほうが多くなり、2015年には自宅で亡くなった人はわずか12・7％でした。一方、人生の最期を迎えたい場所については、約70％の人が自宅と回答しており（「人生の最終段階における医療に関する意識調査　報告書」2018年）、人生の最終段階の形が本人の希望と一致していない場合があることが分かります。

自分自身の力で患者が望む形の最期を支えたい、患者に寄り添う医療を実現したいと思った私は病院を退職し、1992年に熊本でクリニックを開業しました。患者の人生そのものに寄り添うために、クリニックでは、病気に限らず生活のなかで感じるさまざまな不安を家族ぐるみで考え、解決することを大切にしています。例えば、クリニックを病気のときだけ訪れる場所にせず、地域住民の交流の場として活用し、心身の変化・不調の原因や対処法、看護・介護の現状とあり方などを定期的に学べる機会を創出しました。またこの先、医療保険やこれまでの制度だけでは地域住民に十分な医療を提供できないと考え、介護保険制度の創設とともに居宅介護支援事業所等を開設し、医療介護体制の充実を図ってきました。

いざというときに適した医療を提供するためには、日頃から患者の健康状態の把握は欠かせません。病気のときだけでなく、普段からなんでも相談してもらえるような身近な存在として信頼関係を築くことを心掛けています。そして患者には、後悔のない最期を迎えるために、自分自身の老いを認め、いずれ死を迎えることを受け入れて自分らしい死に方について考えてほしいと願っています。本人だけでなく、家族や子どもも一緒に、どうしたいのか、どう対応してほしいのかを考え、希望を明確にすることが満足した最期を迎えることにつながります。

そうした最期を迎えるためには、亡くなる間際や亡くなったあとのことだけを考えておけばいいわけではありません。自分の人生を振り返ったときにいい人生だった、十分に生ききったと思えるよう日々暮らすことが大切です。普段から生きがいをもち、自分らしい生き方を実現している人は、死に対しても「死にがい」を見いだし、家族や地域の人々、あるいは医療機関のスタッフと理想の最期について話し合いを重ねながら情報を共有し、自分らしい最期を迎える準備をしています。特に自宅で最期を迎えたいと願うのであれば、在宅医療や在宅看取りについても考え、日頃から備えておくことが重要です。

本書で私は、地域のかかりつけ医として30年以上の経験を通じてたどり着いた「幸福な逝き方」という死生観と、そのための準備についてまとめました。自分らしく生き、自分らしく逝くことについて考えることは、どんな人にとっても、これからの人生を充実させるきっかけになるはずです。

超高齢社会に生きるすべての人々にとって、少しでも参考になるところがあれば、著者としてたいへんうれしく思います。

目次

第2章

最期まで充実した人生を全うする 生きがいをもって生きることの大切さ

第3章

自分の「老い」を素直に受け入れる逝くための心の準備

第4章

最期まで自分らしく生きるために 家族や地域の人々との関係を見直す

第5章

理想の逝き方へ導く伴走者
長く付き合えるかかりつけ医を見つける

第6章 「ありがとう」 自分の人生に感謝して最期を迎える

第1章

「幸せな最期」とは？

病院で孤独な死を迎える老人たち

長生きが当たり前になった日本社会

日本は高齢世代の多い国になりました。

戦後から80年近くが経ちますが、この間に栄養状態や公衆衛生、医療技術が進展し、国民の平均寿命は右肩上がりで延びてきました。その結果、多くの人が長生きを享受できるようになっています。戦後のベビーブームに生まれた団塊の世代（１９４７〜１９４９年生まれ）も、すでに75歳以上の後期高齢者に入りつつあります。

今のシニア世代は、昔の同じ年代の人に比べてずっと若々しく元気な人が多いです。なるべく病気をせず、要介護にならずに過ごしたいと食生活に気を使ったり、ジムに通って運動をしたりと、アクティブに過ごすシニアの姿も珍しくありません。

一方で、これから先の健康状態や生活、介護、看取りといった問題にどう向き合えばいいのか、不安を覚える人たちも多くなっています。高齢期になると若い頃よりも健康状態の個人差が大きくなり、なんらかの病気や障害を抱える人が増えますし、今は特に具合の悪いところがない人も同年代の人が入院した話や突然の訃報を耳にすれば急に心細くなったりもします。

老い方や看取りに関する書籍などが多数出版されたり、生前整理や相続・葬儀などを考えておこうという終活ブームが続いたりといった現象は、そうした心理を反映したものです。国民の多くにとって「老い」やその先の「死」が意識されるようになっているのが、今の日本社会なのです。

現在、日本の高齢化はこれまでにどの国も経験したことのない段階にきています。日本の高齢化率（人口のうち65歳以上が占める割合）は1980年では約9％でしたが、2020年時点では28・6％へと急増しています。これは日本より早く高齢化が始まったドイツ（21・7％）、フランス（20・8％）、スウェーデン（20・3％）などを抑え、世界トップです。高齢世代が増えるとともに少子化で若い世代が減っていることから、今後も高い水準が続くと推計されています。

高齢多死社会に向けて、社会制度が拡充

また高齢世代が増えれば、亡くなる人の数も多くなります。コロナ禍では感染による

死者数が注目されていますが、日本は約20年前から、毎年100万人以上が亡くなる多死社会を迎えています。100万人というのは、政令都市レベルの人口規模です。私のクリニックがある九州でいえば、熊本市の人口が約74万人、北九州市が約94万人、福岡市が約161万人です（総務省統計局　令和2年国勢調査）。毎年全国で政令都市一つ分くらいの人が亡くなる現代は、今までになく「死」が身近になっている時代ともいえます。

このような高齢多死社会に対応するべく、国の社会保障制度も徐々に整備されてきています。最も大きい変化が、2000年に導入された介護保険制度です。

昔は、高齢者や障害をもつ人の介護は主に家族が担ってきました。それを社会全体で支えていこうというのが介護保険制度の考え方です。現在は65歳以上、または40～64歳で特定の病気等によって介護が必要になった人は、役所に申請をすれば介護保険サービスを利用できます。受けられるサービスの内容にはデイサービスをはじめとした通所介護、訪問看護・訪問介護といった在宅サービス、介護老人保健施設等へ入所する施設介護などがあります。

また2005年の介護保険法改正を機に、国が推進してきたのが「地域包括ケアシステム」です。これは介護保険サービスと地域医療とが一体になって、高齢者を住み慣れた地域で支えようというしくみです。地域の中核病院や在宅医療（訪問診療）を行うクリニック、訪問看護ステーションなどが拠点となって、医療・介護の専門職がチームとして高齢者の療養生活を支える取り組みが各地域で広がっています。

これによって以前であれば病院に長く入院して治療・ケアが必要だった人も、自宅で療養できるケースが増えています。高齢になって病気をしても、住み慣れた環境でその人らしく過ごすための体制は少しずつ整ってきています。

さらに病院における高齢者医療も徐々に変化を見せています。かつての病院医療では、病気や老化による衰弱で終末期になった人に対して、過剰ともいえる延命治療が行われていました。その結果、寝たきりで意識もほとんどない状態で高度医療によって長く「生かされる」例が多数生まれるようになりました。そのような終末期医療は明らかに過剰であり、亡くなっていく本人の苦痛を増大させるだけだとして、終末期医療のガイドラインが作成されたのが２００７年です。

約10年後の２０１８年にはこれを改訂した「人生の最終段階における医療の決定プロ

セスに関するガイドライン」が厚生労働省から発表されました。ここで示されているのは、最終段階で命を終えようとしている本人の意思を尊重し、その人らしい最期を迎えられるように医療・介護関係者や家族らが協力して支援するという方針です。

このような高齢者医療の見直しが進んできた結果、最近では本人の意思表示をはじめ、各種の条件が整えば、人生の最終段階までその人らしく生活を送り、納得のいく最期を迎えられるケースも徐々に増えています。

希望するのは在宅死でも、約7割が病院死

しかしながら、実際にその人らしい最期を実現できる人は、まだまだ限られているのが現実です。自分らしい最期というときに多くの人がイメージするのが、心から安らいで過ごせる自宅で穏やかに亡くなる在宅死だと思います。

人生の最終段階を過ごしたい場所について厚生労働省も調査をしています。末期がんで回復の見込みがなくなったときに最期を迎えたい場所を尋ねた設問では、「自宅」と回答した人が69・2％、約7割に上っています。次いで「医療機関」が18・8％、「介

図表1　最期を迎えたい場所

末期がんと診断され、状況は悪化しており、食事がとりにくく呼吸が苦しいが痛みはなく、意識や判断力は健康なときと同様に保たれているものの回復の見込みはなく、およそ1年以内に徐々にあるいは急に死に至ると医療上で 判断されている場合。

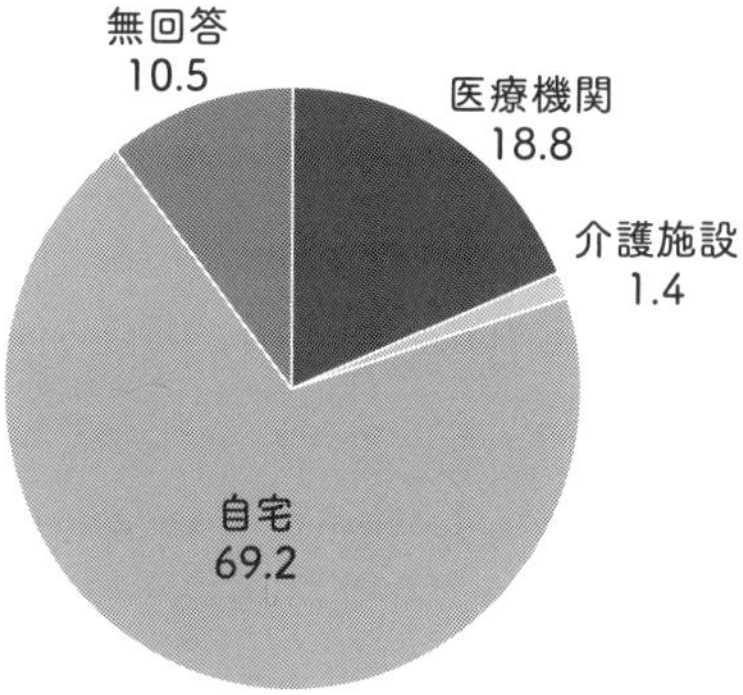

出典：厚生労働省「人生の最終段階における医療に関する意識調査 報告書」（2018年）を基に作成

護施設」はわずか1・4％です。

私の経験としてもこの数値は納得がいきます。私は以前に麻酔科医として病院勤務をしており、がん終末期の患者のペインコントロール（疼痛管理）にも携わっていました。そのときに知ったのが、終末期の患者のほとんどが、自宅に帰ることを切望するということです。長く入院治療をしてきた人も突然末期がんと分かった人も、皆一様に自宅で過ごすことを望んでいました。

私が勤務医だった1980年代は介護保険制度もなければ、がん終末期の患者の生活を支える地域包括ケアもなかったときです。残念ながら、当時の私には患者の希望を十分に叶えることはできませんでしたが、このときの経験が熊本で地域医療を志すようになった原体験になっています。

国民の希望では在宅死を望む人が約7割いるのに対して、実際の死亡場所はそれに沿ったものにはなっていません。厚生労働省の人口動態統計（2019年）によると、日本人の死亡場所は「病院」が71・3％と大多数を占めています。それに対し、希望する「自宅」で実際に最期を迎えられる人は少なく、全体の13・6％に過ぎません。

この20年ほどは高齢多死化によって亡くなる人数は多くなっていますが、全体として在宅死の割合はほとんど変わっていないということです（コロナ禍では医療体制のひっ迫等により自宅や高齢者施設で亡くなる人が増加しましたが、これは非常時の一時的な変化と思われます）。

介護保険制度や終末期医療のガイドラインが整ってきたとしても、望む最期を誰もが当たり前に迎えられるわけではありません。やはり高齢期になって病気などをきっかけ

図表2　場所別の死亡者数

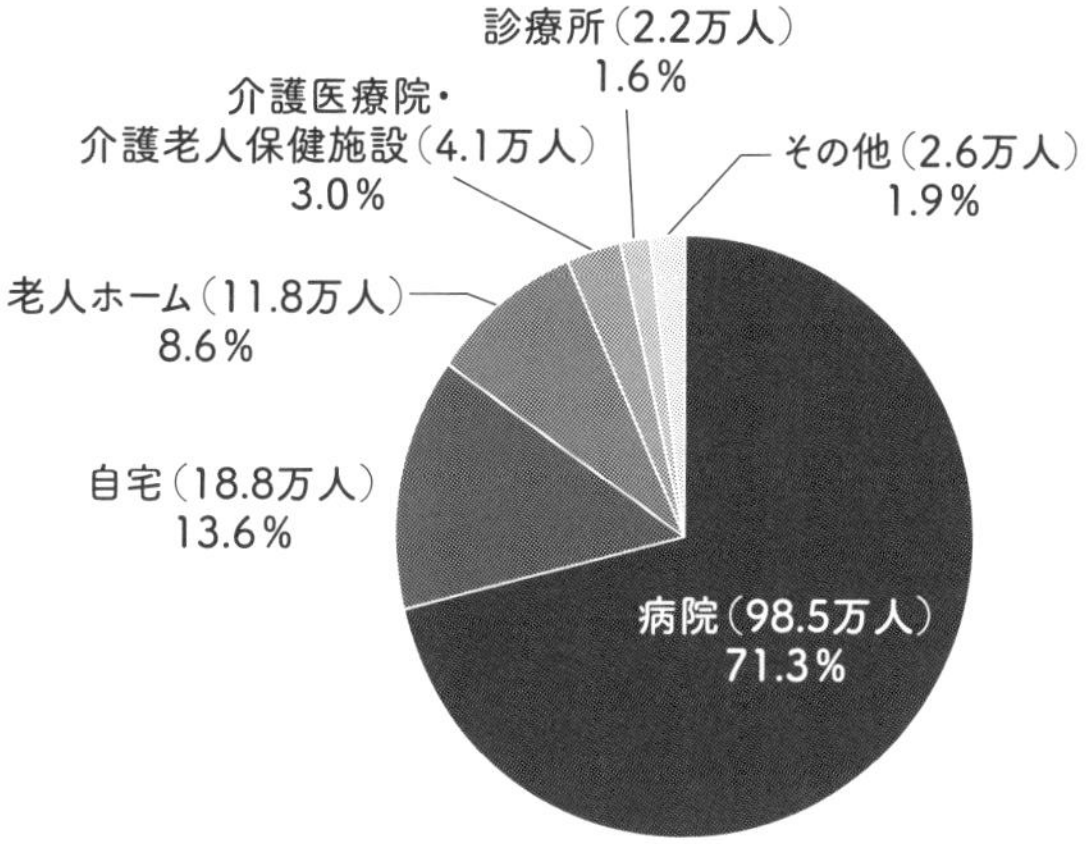

出典：厚生労働省「人口動態統計」（2019年）を基に作成

に家族から切り離され、その人らしい人生を奪われたまま、一人寂しく病院のベッドで命を終える人は少なくないのです。

高齢者本人のそれまでの生き方や家族関係、最終段階に向けての準備があるかないかで、「命の終わり方の格差」が大きくなっているのが最近の傾向です。

病院では、本人の意思よりも治療が優先

高齢期にその人らしい生活が困難になる例として多いのが、病院への入院がきっかけになるケースです。高齢になると肺炎や骨折などで入院治療を受ける機会が増えます。入院中は治療が優先ですから、ベッドで安静に過ごす時間が多くなります。それによって全身の筋力がガクッと落ちてしまい、入院前は自分の足で歩くことができたのに、入院後は一人でトイレへ移動するのも難しいという状態になることがよくあります。

最近は手術等のあとには早期のリハビリが推奨されていますが、急性期病院でのリハビリは決して十分とはいえません。例えば、1回1時間で午前と午後に1回ずつ計2時間という場合でも、リハビリ室への移動時間やリハビリ前後のバイタルチェック等を含めると実際に運動できる時間は1回あたり40分程度です。合計1日1時間少々ストレッチや歩行訓練をするくらいで、それ以外はずっと横になっている生活では、運動機能や体力が健康な頃と同じレベルに戻らない高齢者は少なくありません。また病院という慣れない環境で過ごすこと自体が、高齢者には大きなストレスになります。数週間ほどの入院期間で、急に認知症の症状が進んでしまう人もいます。

現在、急性期病院での治療は原則2週間、長くても1カ月程度に制限されています。その期間を過ぎた人は退院・転院をすることになりますが、そこで病院の医師らが、自宅での生活は困難であると判断すれば、リハビリ専門病床や老人保健施設、療養型病床などへ移ることになります。そうした病院・施設を数カ月ごとに転々としていて、最後は寝たきりになって亡くなる高齢者は今も大勢いるのです。

また、高齢者本人が積極的な治療を望まない場合でも、その意思表示がないまま自宅などで倒れて救急搬送されれば、延命治療が行われます。救急救命の現場の医師たちは命を永らえるために全力を尽くすのが仕事だからです。そしてその後は病院を転々とすることになります。

家族の都合で家に帰れない老人たち

近年は入院後に要介護になった高齢者でも、退院後に地域の介護保険サービス事業所や在宅医療につながることができれば、自宅で療養できるケースは増えています。ただし、家族の存在が自宅復帰の壁になることが意外にあります。本人が自宅での療養を望んでいても身近な家族が強い反対を示した場合、家に戻るのが難しくなるのです。私のクリニックでも時折そういう経験をすることがあります。

◆家に戻りたいという希望を息子たちが拒否

Yさんは70代のときに夫が他界したあと、長く自宅で一人暮らしをしていました。家族は成人した息子が二人いましたが、いずれも遠方に住んでおり、以前からほとんど交流がない状態でした。

あるときからYさんは時々息苦しさを感じるようになり、検査で肺がんが見つかりました。年齢的にも体力が低下しているため、積極的な治療は困難と判断され、退院して自宅に戻るか、療養型病院や介護老人保健施設などに移るか、検討することになりました。

Yさん本人としては、治療ができない以上は自宅に戻ることを強く希望していました。認知症の症状も目立ってきていましたが、認知症の人は病院よりむしろ住み慣れた自宅のほうが穏やかに暮らせる例もあります。私たちもYさんの意思を尊重し、在宅療養の方向で話を進めようとしましたが、これに強く反対したのが息子たちです。

息子たちは「認知症の親を一人で家においておけない」「近くに住んでいないので、何かあったときに責任をもてない」と頑なに在宅療養を拒否しました。Yさんは、息子の嫁や子どもに厳しくあたることがあり、家族仲が悪化していたのです。以前から親子の縁を切っていたようなもので、今さら面倒を見ろといわれても難しいというのが息子たちの主張でした。

私たちはがんの末期で残された時間が少ないことを説明し、本人の望みを叶えられないかと相談しましたが、息子たちの意見は変わらず、Yさんは療養型病院に移り、家族の面会もほとんどないまま半年後に病院で亡くなりました。

◆二世帯住宅を新築したのに、家族の意向で遠くの高齢者住宅へ

もう一つの残念な例が、80代のMさん夫妻です。Mさん夫妻には娘と息子が一人ずついました。子どもたちは独立して姉である長女は独身で海外勤務、弟の長男が近くに住んでいました。70代の終わりにMさん夫妻は長男一家と同居をするために二世帯住宅を新築し、1階にMさん夫妻、2階に長男と嫁、孫二人が暮らすことになりました。

しかし穏やかな生活は長く続かず、80代に入ってMさんの妻が認知症を発症します。

Mさんが親身に介護をしていましたが、Mさん自身も脳梗塞になってしまいました。入院治療後、手足に軽い麻痺は残りましたが、リハビリを懸命に続けて退院の時期を迎えます。Mさん自身は自分のことより認知症の妻を心配し、早く自宅に戻りたいとの意思表示をされていました。

ところが、この段階になって長男のお嫁さんが在宅介護を強く拒否しました。すでに子ども二人の育児とパートで手いっぱいという状態にあった彼女にとって、認知症の義母と麻痺のある義父の介護は手に余る負担に感じられたのです。結局、退院後Mさん夫妻は元の住まいから遠く離れた地域の介護付き高齢者住宅に転居していきました。

お嫁さんだけを悪者にするつもりはありませんが、せっかく二世帯住宅を新築し、在宅療養の条件も整っていたMさん夫妻なだけに、本当に自宅に戻るという選択肢はなかったのか、私たちにも苦い思いが残りました。

Yさんや Mさん夫妻のような話は、決して珍しい例ではありません。人生の最終段階には、それまでの人生の来し方や家族との関係が如実に表れるものだと感じます。

「形だけの在宅死」が幸せとは限らない

さらに、形としては住み慣れた自宅での最期でも、残された遺族や関係者に悔いが残るようなケースもあります。最近増加傾向にあるのが、がん終末期の患者の在宅看取りです。私たちのクリニックでも、病院での治療を終えて残された時間を自宅で過ごしたいという希望で、病院からの紹介で在宅医療をスタートする人が増えています。

しかし、がんの終末期の場合、病院の治療を終えて看取り期になって家に戻っても、その人らしい暮らしをする余地はあまり残っていないのが実情です。本人の病状が進んでいますし、自宅で過ごせる時間も限られるからです。在宅医療は在宅医、訪問看護師、ケアマネジャー、介護福祉士といった医療介護の専門職がチームで患者と家族を支えますが、家で過ごせる時間があまりに短いと、患者・家族と専門職との間で十分な信頼関係を築けないことがあります。

がん終末期の患者と家族はある程度、看取りの覚悟をもって自宅に戻る人が多いです。それでもいよいよ終わりが近づいて疼痛が強く表れたり、呼吸困難や衰弱が進んできたりすると本人・家族の不安が高まり、「このまま家でみる自信がない」「やっぱり病院へ戻るべきか」と揺れることが多々あります。ときには家族内の混乱から、在宅療養を続けられなくなることもあります。印象に残っているのがOさんのケースです。

◆家族の不安と体調不良で、混乱のなかでの看取りに

Oさんは60代の男性です。大腸がんになり病院で手術や抗がん剤による治療を続けてきましたが、治療のかいなく終末期に至り、病院から紹介されて当クリニックで在宅療養をスタートしました。

Oさんの家族は共働きをしている妻だけで、子どもはいません。Oさん本人の強い希望で自宅に戻りましたが、日中は妻も仕事で不在にすることがあり、最期まで家で過ごせるのか、かなり不安を感じている様子でした。私たちはOさんの状況から残された時間は短いと判断し、医師や看護師の訪問回数を増やして対応すること、希望に応じて在宅看取りを支援することなどを伝えました。

自宅に戻った当初Oさんは顔色も少し良くなり、穏やかな表情になっていましたが、落ちついた状態は長く続きませんでした。次第に会話をする元気もなくなり、食事も水分をとるのがやっとという状態になります。苦しげなOさんを間近に見ていて、「家で

は十分な医療が受けられない」「やっぱり病院で診てもらったほうがいいのでは」と妻が訴えるようになりました。

私たちは病院の主治医とも話し合いをしましたが、今から戻っても病院でできることはないという見解です。Oさんに、このまま自宅にいたいかどうか再確認するとわずかに顔を動かしてうなずいています。そこで、本人の希望を尊重し、そのまま家で過ごすことになりました。妻のほうも不安と緊張が高じて一時体調を崩すこともありましたが、そんななかでOさんは自宅で命を終えました。

看取り後、妻は病院への感謝を示しながら、「家に戻っても好きなものも食べられないし、何もできなかった。これで本当に良かったのか今は分からない」と話しました。

一口に在宅看取りといっても、有効な支援をするためには専門職が本人・家族の希望や大切にしている価値観などを聞き取り、理解する必要があります。また患者・家族の側も看取りの方針や受けられる支援を知り、信頼してまかせようと心を決められるようになるまでには、ある程度の時間が必要です。その意味では、残り数週間という看取り期になって初めて在宅医療を開始するのはあまりいい選択とはいえません。

専門職の支援を拒否して、病院に担ぎこまれる

最近は一人暮らしの高齢者も増えています。ずっと独身で親族もすでに亡くなっているという人もいますし、なんらかの理由で家族と疎遠になっている人もいます。一人暮らしのほうが、最期まで家で過ごしたいという本人の意向を実現しやすい面はあります。

ここで注意が必要なのは、むしろ大きな病気をせずに一人で暮らしてきた人です。介護が必要になったときにどうするかという心構えや準備がなく、必要な支援につながらないまま孤立してしまう人がいます。

これは高齢の男性に多いパターンです。他人の世話になりたくないという思いが強く、よくいえば独立心があるのですが、自分が弱って介護が必要な段階になっても必要な支援を拒んでしまい、結果的に本人だけでなく、まわりの医療・介護・福祉の関係者も大変な混乱に陥ります。

◆介護保険サービスも入院も拒否し、自宅での生活が崩壊

Fさんは80代の男性です。親族はおらず、仕事を退職してからは賃貸アパートの2階

の一室で一人暮らしをしていました。70代の頃から高血圧や軽い心不全の症状があり、私たちのクリニックに10年近く通っていました。

80代後半になり、Fさんの生活は不安定さが目立ってきました。通院時に足腰が弱っている様子が見受けられ、本人に今の生活について尋ねると、食事は心不全があるにもかかわらずコンビニ弁当や加工食品で済ませているとのことです。古いアパートでお風呂も壊れていて、直しもせずたまに銭湯を利用するだけという話でした。

このままでは生活が立ち行かなくなる恐れがあると考えた私たちは、Fさんの説得を試みました。要介護認定を受ければ、食事などの家事支援を受けられるようになります。しかしFさんは、自分のことは自分でやれると言って介護保険申請をしようとしません。

Fさんの年齢を考えれば、今はそれでよくても、今後、自力で歩けなくなるときがくるのは十分に考えられます。私たちはその後も粘り強く食い下がって、アパートの1階に住み替えることを勧めたり、銭湯へ通わなくて済むようお風呂を直してもらうように働き掛けたりしましたが、聞き入れてはもらえませんでした。

そしてある通院予定日にFさんが姿を見せず、電話をかけても出ないのを不審に思い、当院の看護師が自宅を訪ねました。すると自宅内で力なく横たわるFさんを発見したのです。往診し、心不全が悪化しているため入院が必要な状態であることを説明しましたが、ここにきてもFさんは頑として入院を拒否します。夜になって息苦しさがさらに増したと訪問看護師に連絡があり、救急車で緊急搬送され、そのまま入院となりました。

結果、Fさんは入院治療後も自宅に戻ることができず、転院先の病院で亡くなったとあとで知らせを受けました。

在宅医療や介護保険サービスが充実しても、本人が利用を拒否すれば必要な支援を行えません。Fさんのように、自分でなんとかするという強い意志をもっていることは立派ともいえますが、どんな人も人生の終盤には人に頼らなくてはならない時期がきます。そのために前もって最低限の準備をしていれば、Fさんも自分らしい生き方を貫けたのではないかと思うと、残念でなりません。

人生がどれだけ長くなっても、その最期が不本意な終え方になるのを望む人は誰もいないはずです。むしろ長くなった人生だからこそ、自分らしく納得のいく老い方・死に方を考えていく必要があります。

第2章

最期まで充実した人生を全うする

生きがいをもって生きることの大切さ

「最期まで充実した人生」を危うくする要因

地域医療とは、地域住民の人生に寄り添うのが仕事です。生まれた日から人生を終えるその日まで、地域の人々が健やかに安心して暮らせるように支援するのが私たちの役割です。

私は30年以上にわたって地域医療に携わってきましたが、社会の高齢多死化が進んだ今も、自分の人生の最終段階や命の終わりについて、前もって自分なりに考えて準備をしていける人はまだまだ少数にとどまっていると感じます。60代ぐらいの前期高齢者は当然のこと、本格的な老いを迎える70～80代でも、自分自身の人生の終わりについて、どこか他人事のように思っている人は少なくありません。

今のシニア世代が自分の人生の最終段階のイメージをもちにくい最大の理由は、戦後の50～60年で医療の高度化が進んだことにより、寿命が延びていることです。戦後初期の1950年代頃までは、年をとって病気をすれば自宅で療養し、自宅で亡くなっていくのが平均的な日本人の人生の終え方でした。

その後、60年代に全国に病院が整備されていき、病院で亡くなる人が自宅で亡くなる人を上回るようになったのが1970年代です。以降は病院死が圧倒的多数となり、年をとって体が弱ったら病院に入院し、病院で命を終えるのが常識になっていきます。その結果、医療関係者以外の一般の人が、人生の終わりに向かう人の体の変化やその経過を知る機会はとても少なくなりました。

また1980年代頃までは、年をとった両親の面倒を見るのは長男の嫁の役割という社会通念が強かったこともあります。彼女たちに介護をまかせっぱなしにしていた夫やほかのきょうだいたちは、高齢者の生活や介護の現実を知ることなく高齢期を迎えてしまいました。

そして、老いや死という現実から目を背けていて、いよいよ自分の人生の最終段階になって大混乱に陥るケースが多いのです。地域の人々のさまざまな人生の最期を経験するなかで、私自身、最終段階の幸不幸を分けるものは何かと自問自答を繰り返してきました。そこで「最期のときまで充実した人生」を阻害する要因について考えるようになりました。

リスク要因① 老いの現実についての知識が乏しい

今の日本では「老い」の現実も昔とは変わってきています。老いていくこの先の健康状態や暮らしのリアルな状況をイメージできないまま、なんとなくのんびりと構えて対策を先延ばしにしてしまう人が多いように感じます。

リスク要因② 社会保障があるから大丈夫という油断

「今は介護保険もあるし、もらえる年金の範囲でつつましく暮らせればいい」と、国の社会保障があるから贅沢をしなければなんとかなるだろうという発想の人もいます。しかしながら、高齢者を支える国や社会の状況は大きく変化しています。今は年金や介護保険といった社会保障だけを当てにしていると、高齢期の生活が次第に行き詰まっていく可能性があります。

リスク要因③ 誰かがなんとかしてくれるという依存心

「病気になったら病院へ行けばなんとかしてもらえる」「介護が必要になれば、家族が面倒を見てくれるはず」。このように自分の老い方を自分で考えようとせず、誰かがなんとかしてくれるという他者に依存した考えはとても危険です。高齢者本人の希望より、他者の意向が優先されやすくなるからです。80代、90代と高齢になるほど認知機能も落ちていきます。自分で判断ができる段階で考えておくことが重要になります。

リスク要因① 老いの現実についての知識が乏しい

◆想像よりも長く生きる現代

自分が何歳まで生きるかは誰にも分かりません。現在、70代以下で大きな持病がない人なら、「だいたい80代くらいまでは生きるかな」という漠然としたイメージはもてますが、具体的な根拠はなく、そのとおりになるとは限りません。

厚生労働省の簡易生命表（2022年）によると、2021年の日本の男性の平均寿命は81・47歳、女性の平均寿命は87・57歳です。こうしたデータから、なんとなく人生80年、平均ぐらいまで生きられればいいと考える人が多いのだと思います。

しかし日本人の長寿の実態は、すでに平均寿命を上回っています。平均寿命は、その年に生まれた子どもが何歳まで生きるかを推測した数値であり、今の中高年世代がその年齢まで生きることを示すわけではありません。平均寿命よりも実態に即したデータが、平均余命です。平均余命は、各年齢の人があと何年生きるかを試算した数値です。先ほどと同様に簡易生命表で平均余命を確認してみます。

60歳の女性の平均余命は29・28年、70歳の人で20・31年で、80歳の人でも平均余命は12・12年です。今の60歳以上の女性は平均でも90歳か、それ以上生きるという試算になっています。男性では60歳で24・02年、70歳で15・96年、80歳で9・22年です。やはり男性の平均余命よりも長く、85歳前後から90歳近くまで人生が続く計算になります。

死亡数の最頻値、すなわち何歳で亡くなる人が最も多いかを見ても、女性では93歳、男性では88歳がピークです（男女共同参画局「男女共同参画白書 令和4年版」）。男女ともに平均寿命を5年以上過ぎて、亡くなる人が最多になるわけです。

さらに100歳を超える人を百寿者（英語でセンテナリアンcentenarian）と呼びますが、百寿者の数も急増しています。厚生労働省の発表では、2022年、国内の百寿者は9万人を超えました。約30年前の1992年には100歳以上人口は4150人余りでしたから、この30年で20倍以上に増えた計算です。しかも人口の多い団塊の世代が100歳に達し始める2047年には、国内の百寿者は50万人を突破するともいわれて

図表3 寿命の最頻値は平均寿命より長い

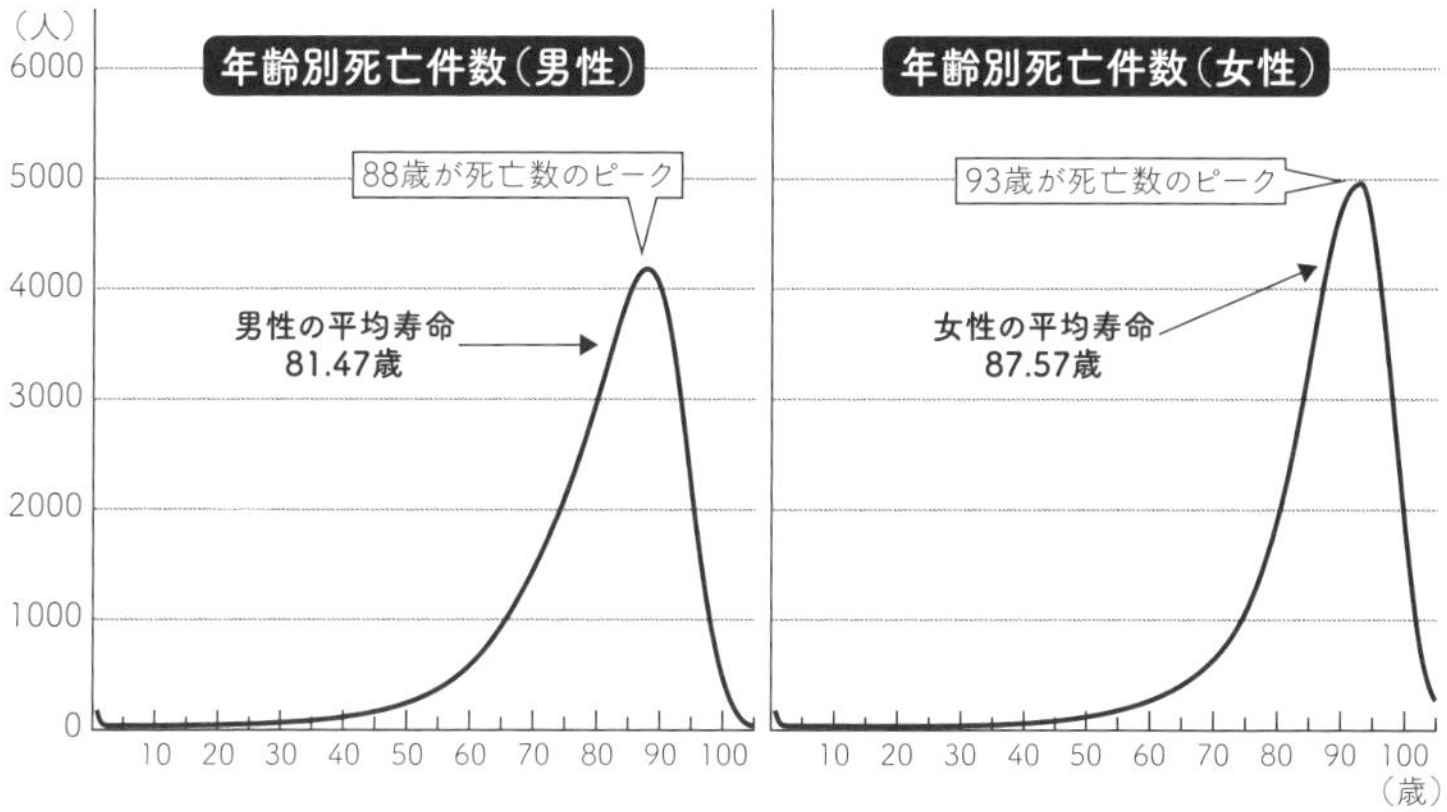

出典：厚生労働省「令和3年簡易生命表」、「第23回生命表」 男女共同参画局「男女共同参画白書 令和4年版」を基に作成
※10万人の出生者が生命表上の年齢死亡率に従って死亡していくとした場合

図表4 男女別100歳以上高齢者数の年次推移

（万人）
（%）
男
女
女性割合
女性の割合は
約89%
2022年
9万526人！
2020年8万人超
2019年7万人超
2015年6万人超
2012年5万人超
2009年4万人超
2007年3万人超
2003年2万人超
1998年1万人超
1990 1995 2000 2005 2010 2015 2020（年）

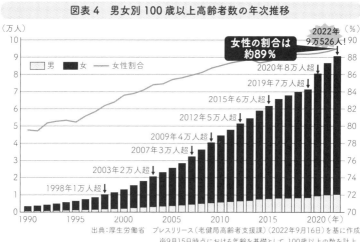

出典：厚生労働省 プレスリリース（老健局高齢者支援課）（2022年9月16日）を基に作成
※9月15日時点における年齢を基礎として、100歳以上の数を計上。
※2008年度までは9月30日時点における年齢。

います。

つまり今の日本では、一般の人が想像するより人生が長くなっています。最近は「人生100年」という言葉も当たり前に使われますが、これからは特別に恵まれた一部の人だけでなく、ほとんどの人が100年やそれに近い長い人生を送ることができるようになると思います。今は70代になっても人生の最終段階のほんの入り口であって、その先も20年、30年と人生が続いていく可能性があるのです。自分の寿命についてどう考えていても、思いがけず長生きをする人も多くなるわけですから、さまざまな面で90代やそれ以上の超高齢期への備えが必要になります。

◆「ピンピンコロリ」はすでに幻想

多くの人が「幸せな最期」としてイメージするのがピンピンコロリという終わり方です。年をとってもできるだけ元気で（ピンピンと）過ごしていて、あまり苦しまずにコロリと逝きたいと考える気持ちは理解できます。

しかし医療が進歩した今の時代、ピンピンコロリがむしろ難しくなっています。事故などの外因を除いて、ついさっきまで元気だった人がコロッと亡くなるというのは、脳卒中や心筋梗塞などによる突然死のケースです。突然死をどう定義するかにもよりますが、症状発症または発見から24時間以内に亡くなるものを突然死とすると、その頻度は全死亡の10~20%程度といわれます。医療技術が向上したことで、早期に治療をすれば救命できる確率が大きく上がっているからです。

少し乱暴ない い方になりますが、今は心筋梗塞や脳卒中といった命に関わる病気をしても、一度の発作で簡単には死なない(死ねない)時代といえます。

ただし一命を取り留めても、発症前と同じように自立した生活に戻れる人は多くありません。脳卒中を発症後、なんらかの後遺症を抱えて生活する人も多くいます。また脳卒中や心筋梗塞などは再発しやすいのも特徴です。再発と入退院を繰り返すうちに次第に心身が弱ってしまう例は珍しくありません。

さらに、脳卒中やがんのような大きな病気をしなかった人も、年とともに認知症や関節疾患などを理由に要介護になる人が多くなります。つまり、亡くなる直前までピンピンしていられる人はごくごく一部に限られます。「自分は健康には自信がある」「ジムへ通って運動を頑張っているから大丈夫」というのは、根拠のない自信に過ぎません。

◆できるだけ健康を維持しつつ、来る介護を考える

高齢世代が要介護になるきっかけも、高齢化が進むなかで変化が見られます。図表5を見ると、介護保険が導入された当初の2001年は、要介護になる原因で最も多いのは脳血管疾患（脳卒中）で27・7％でした。2位以下は高齢による衰弱、骨折・転倒、認知症、関節疾患という順位でした。

それに対して2019年の要介護になる原因は、要介護者では認知症（24・3％）が最多になっています。続いて脳血管疾患（脳卒中）、骨折・転倒、高齢による衰弱、関節疾患となっています（厚生労働省「国民生活基礎調査」）。

脳卒中の一番の原因は高血圧です。服薬や減塩などによる血圧コントロールが進んできたことで、脳卒中の発症率は昔に比べて減っています。反面、年とともに認知機能が衰え、自立した生活が困難になる人が多くなっているのが最近の傾向です。

男女別でも、要介護になる原因は少し異なっています。図表6は65歳以上の要介護者を性別で分け、それぞれ介護が必要となった主な原因をグラフにしたものです。男性は脳血管疾患（脳卒中）が23％で最も多く、次いで認知症、高齢による衰弱、骨折・転倒が続いています。女性では認知症が20・5％と最多です。2位以下は高齢による衰弱、

図表5　介護が必要となった主な原因（男女合計）

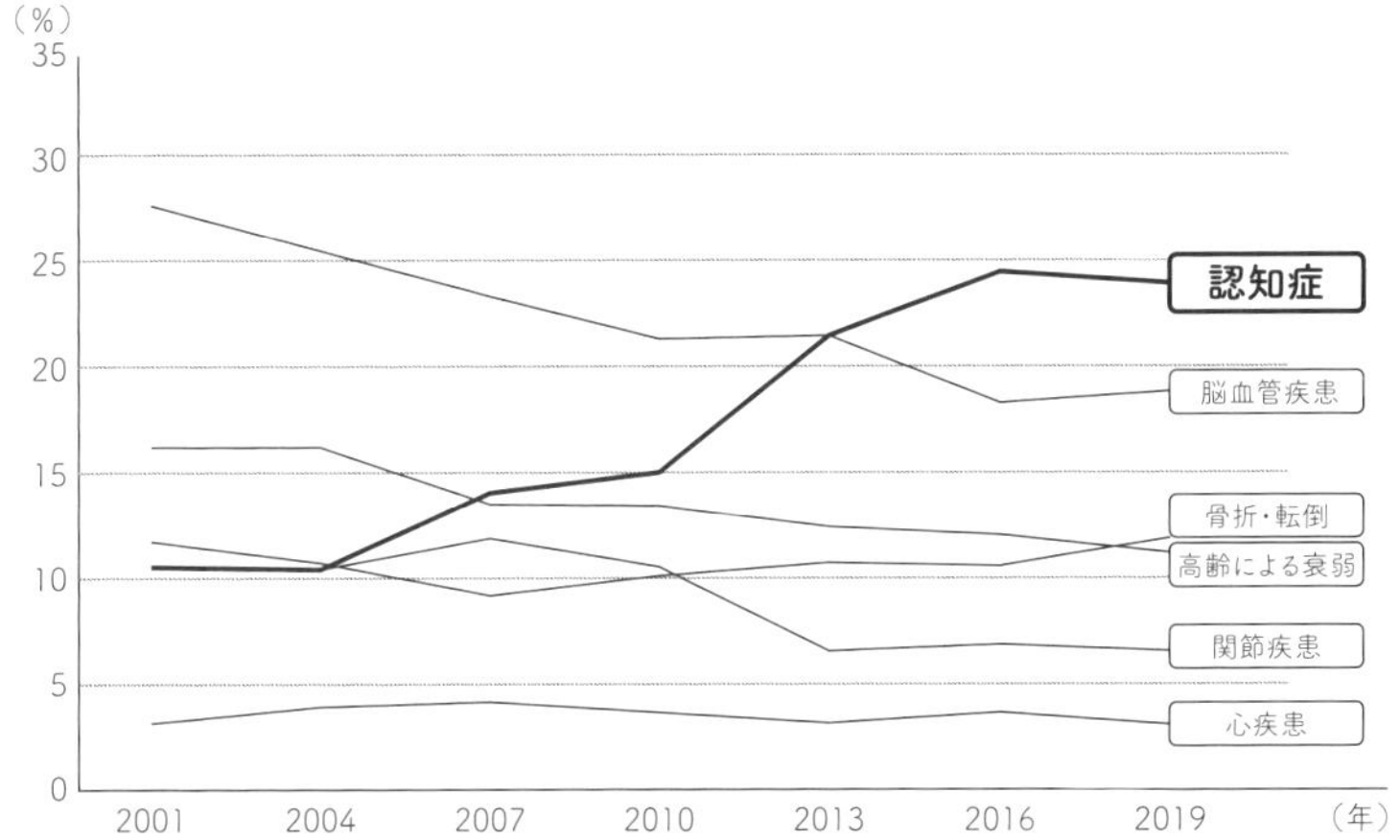

出典：厚生労働省　「国民生活基礎調査」の各年度資料より作成

図表6　65歳以上の要介護者等の性別に見た介護が必要となった主な原因

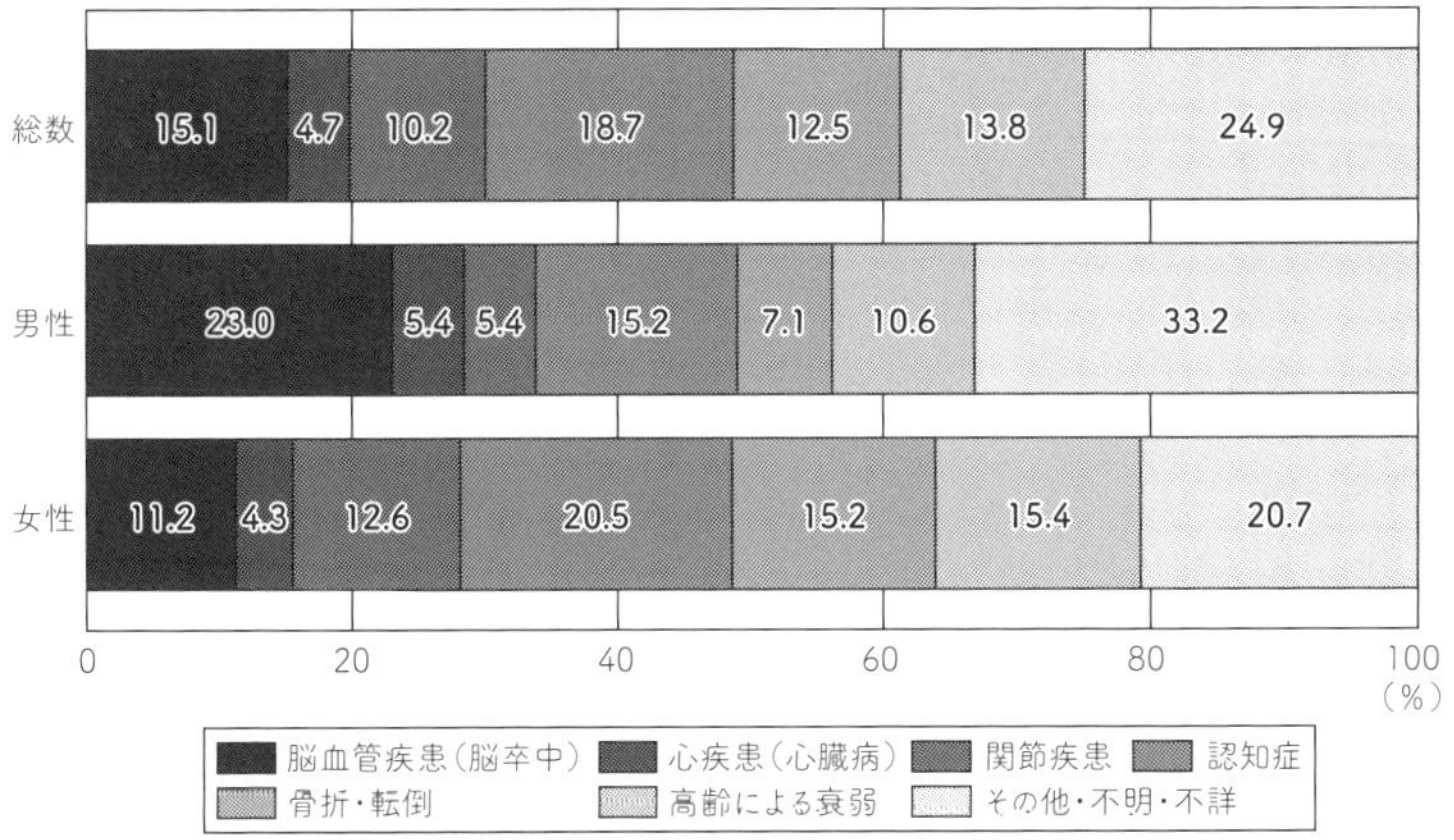

出典：厚生労働省　「国民生活基礎調査」（平成28年）
※注：熊本県を抜いたものである。

骨折・転倒、関節疾患となっています（内閣府　「令和元年版高齢社会白書」）。

自分がいつどのようなタイミングで介護を受けるようになるかは分かりませんが、イメージとしては、男性は脳卒中を発症して突然に要介護になるか、認知症によってどこかの時点で要介護になるパターンが多いということです。女性は脳血管疾患よりも、認知症が少しずつ進んで要介護になっていくケースや、骨折・転倒を機に介護を受けるようになる人が多いといえます。

長い高齢期を充実して生きるためにはこうした情報も参考にしながら、介護予防や健康づくりに努めていくことはとても大切です。そのうえで人生の終盤には、医療・介護を受けて暮らす時期がくることも覚悟しておくことです。

リスク要因②　社会保障があるから大丈夫という油断

◆社会の少子高齢化で「支える側」が減少

60代前半頃までのいわゆる現役世代は、誰もが会社や家族のために働いて社会を支える立場にあります。しかし、年をとればその立場や役割も変化します。仕事を退職する

図表7　少子高齢化、生産（支える）人口の減少

人口ピラミッドの変化（1990、2015、2025、2065年）―平成29年中位推計―

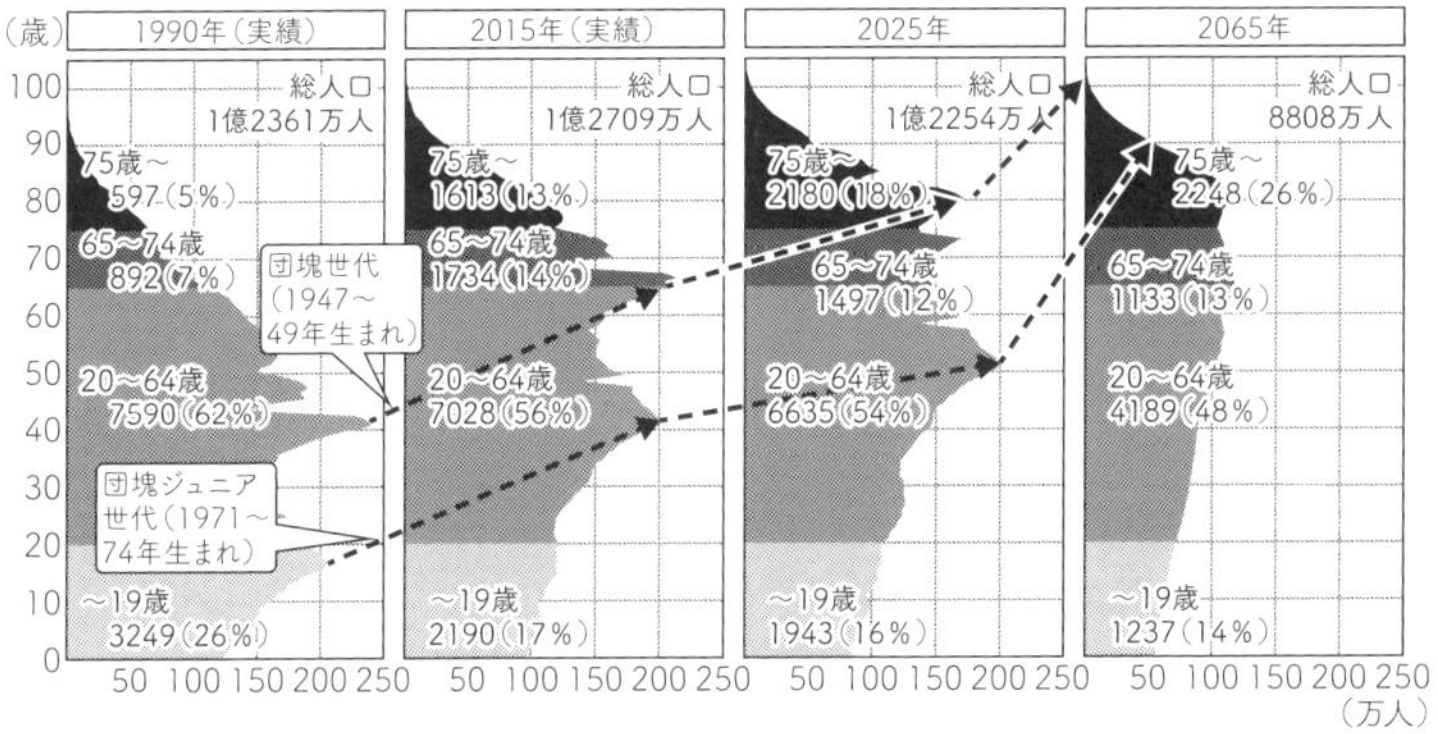

出典：厚生労働省「平成29年版　厚生労働白書　―社会保障と経済成長―」　実績値（1990年及び2015年）は総務省「国勢調査」をもとに厚生労働省作成、推計値（2025年及び2065年）は国立社会保障・人口問題研究所「日本の将来推計人口（平成29年推計）：出生中位・死亡中位推計」（各年10月1日現在人口）

（注）1990年及び2015年の総人口は、年齢不詳を含む。

図表8　支える側の減少

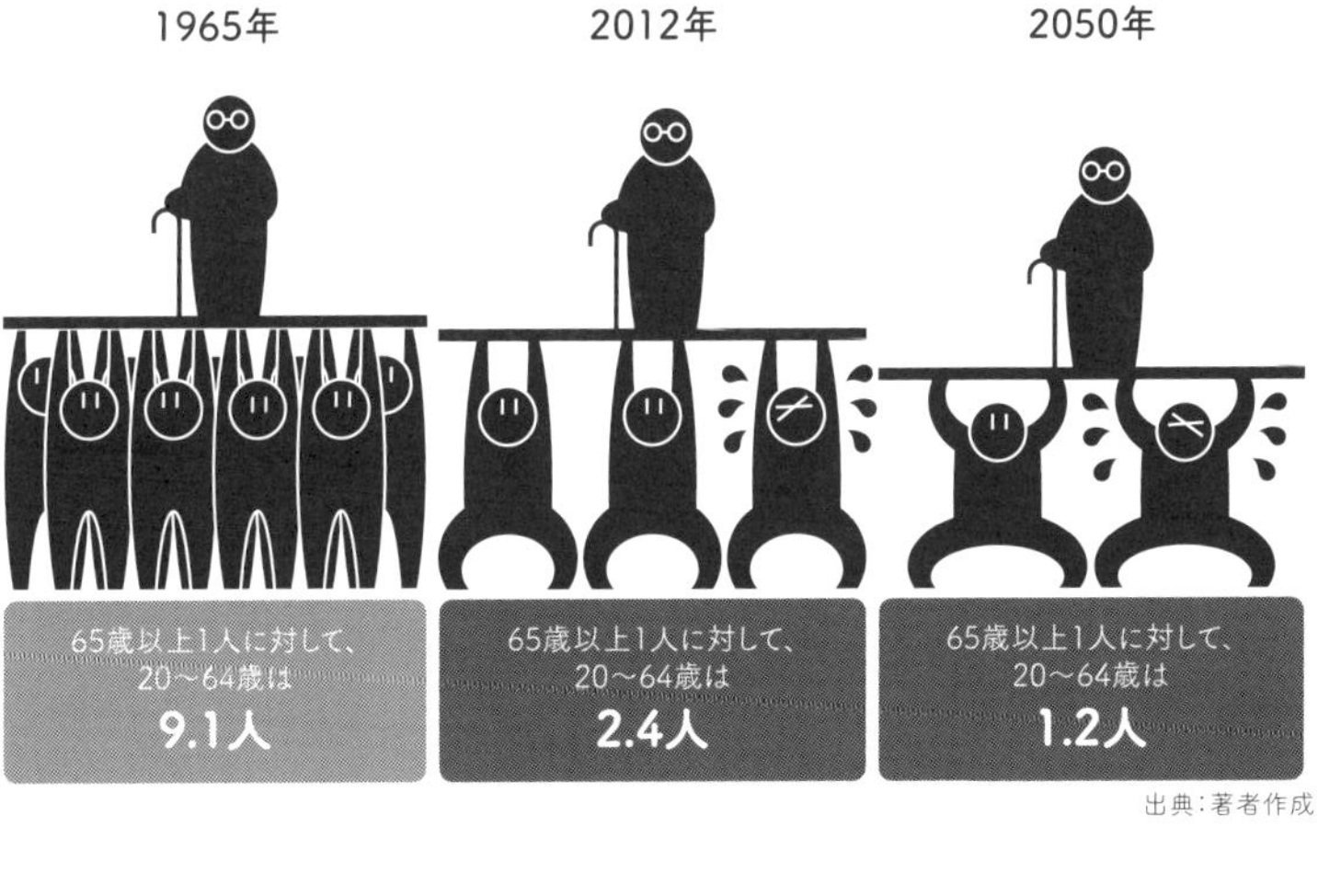

出典：著者作成

と公的年金に頼る暮らしになりますし、年をとって病気をすれば治療・介護が必要になり、徐々に支える側から支えられる側へと移行していきます。

しかしながら、現在はその社会の支え合いのしくみの存続が危ぶまれています。日本人の平均寿命の延伸とともに少子化が急速に進み、支えられる高齢世代が急増する一方、支える側の現役世代が大きく減少しているからです。

日本の公的年金をはじめとした社会保障は、自分が現役世代に収めた保険料を高齢になってから受け取る積立方式ではなく、現役世代が納める保険料をそのときの高齢世代が受給する賦課方式です。若い世代が高齢世代を支える世代間扶養という形になっています。

例えば、1965年は65歳以上の高齢者1人を9・1人の現役世代が支えている社会でした。それが2012年には高齢者1人に対する現役世代は2・4人に減少しており、さらに今後2050年には1・2人になり、ほぼ現役世代1人が高齢者1人を支えるまでになります。若い世代が極端に少なくなれば保険料収入と給付のバランスが崩れ、社会保障の財源が厳しくなるのは明らかです。

すでに国でも年金の支給開始を遅らせるべく、さまざまな議論がなされています。現在は公的年金の支給開始は65歳を基本とし、66~75歳の間で支給開始の繰り下げができるようになっています。これから年金をもらう世代には、健康状態や家計の状況が許せば、年金受給開始を遅らせてほしいという国の意向が表れています。

すでに年金をもらっている人も安心はできません。2022年4月から、公的年金は実質賃金の下落率を反映して0・4％程度引き下げられています。また年金額が一定以上あると介護保険料や健康保険料が天引きされますが、これらの保険料も少しずつ上昇しており、受け取れる年金の実際の額は徐々に減少しています。

医療・介護の自己負担も増加

また高齢になるほど医療費や介護費がかかるようになりますが、医療費・介護費の自己負担額も年々増加しています。医療費でいえば、長らく高齢世代の医療費は「原則1割」という方針が続いてきました。しかし2022年10月から、75歳以上で一定以上の所得がある人は自己負担が1割から2割へと増えています。支える側の若い世代が少なくなるなかで「全世代型社会保障」へと転換するべく、高齢世代にも負担が求められているのです。

介護保険についても同様の状況があります。介護保険サービスも元は利用者の自己負担は1割が基本でしたが、現在の自己負担額は所得に応じて1割、2割、3割という3段階になっています。

また介護保険サービスを受けられる対象も見直されようとしています。介護保険サービスを利用する条件である要介護認定には、介護度が低いほうから要支援1~2、要介護1~5という7段階があります。各段階によって利用できる上限額やサービス内容が決まっています。

当初は介護度が低い要支援1~2でも、デイサービスなどの通所介護や訪問介護を利用することができました。しかし2015年の法改正で要支援1~2の人は介護保険の通所介護・訪問介護の対象外となり、市区町村の介護予防・日常生活支援総合事業に移行されるようになりました。さらに今後は、要支援だけでなく要介護の1~2の人も、介護保険から市区町村の総合事業に移す案が検討されています。要介護3以上というのは、一人では歩いてトイレに行くのも困難という状態です。今後はそれくらい介護度が高くなるまでは、介護保険サービスを使えなくなる可能性もあるということです。つまり、受け取れる年金は少なくなる一方、負担する費用や保険料はどんどん増えるうえ、介護が必要になったときの頼みの綱である介護保険を利用できる対象が限られていくというのが、これからの日本の社会保障の姿です。

こんな話をすると未来への希望がもてなくなって、長生きしてもいいことがないような気持ちになってしまいそうですが、残念ながら、これは日本社会全体の変化によるものです。今後は国の社会保障を頼るだけでは安心して高齢期を生きられないことを肝に銘じておくべきです。

リスク要因③ 誰かがなんとかしてくれるという依存心

◆病院が「老い」を治せるわけではない

誰でも年をとれば病気になる確率が高くなります。そのとき頼りになるのは病院です。日本には国民皆保険があるので、病気やけがをしたときには病院へ行けば、少ない医療費負担で高い水準の医療を受けることができます。実際に骨折やけがをしたとき、また、循環器や消化器、呼吸器などの病気になり、病院で治療を受けて助かったという経験は誰にでもあるはずです。

　ただし、高齢期になると病院でできることには限界が生じてきます。高齢者は高血圧と糖尿病もある、腰や膝も痛い、目や耳も悪くなったというように体のあちこちに不具合が増えます。これは大きく見れば老化による変化です。薬や治療によって痛みなどのつらい症状を取り除いたり、深刻な病気にならないように進行を抑えたりすることはできますが、老化そのものを病院で治すことはできません。

　そういう老化による変化までなんとかしてもらおうと病院を過度に頼り過ぎると、逆にデメリットのほうが大きくなることがあります。内科では高血圧と便秘の薬、整形外科で膝の痛み止めの薬、心療内科で睡眠薬と、あちこちの病院・診療科でたくさんの薬をもらって安心する人もいますが、服用する薬が多くなるほど危険な副作用が起こりやすくなります。これを多剤併用（ポリファーマシー）といい、転倒・ふらつき、食欲低下、筋力低下などのリスクが高まることが指摘されています。

　また、高齢期ではちょっとした入院が要介護のきっかけになることも少なくありません。必要な検査・治療があるときは入院を避けられないとしても、高齢期には入院と同時に退院後のことも考えておく必要があります。そうしないと入院を機に、二度と自宅には戻れなくなる可能性があるからです。

◆家族のあり方が変わり、高齢者だけで老いる

昔は、高齢者が要介護になったときには同居する家族、主に長男の妻が世話をしていました。現代は、その家族のあり方も大きく変わっています。今から40年前の1980年代頃までは、高齢者は子ども世帯と三世代同居で生活をする暮らしが主流でした。2021年版の高齢社会白書によると、1980年時点で65歳以上の高齢者のいる世帯は約850万世帯です。そのうちの半数、約425万世帯が子ども世帯と同居の三世帯同居でした。それが2019年になると、65歳以上の高齢者がいる世帯は約2558万世帯と3倍以上に増えているにもかかわらず、三世帯同居の高齢者は全体の9・4%、約240万世帯へと減少しています。代わって急増しているのが、高齢夫婦だけの世帯や一人暮らし世帯です。高齢夫婦二人の世帯が827万世帯、一人暮らしが約737万世帯で、二つを合わせると全体の約6割を占めます。

これは、子ども世帯に介護で苦労や迷惑をかけたくないという親世代の思いもありま

すが、子ども世帯にも年をとった親を養うだけの経済的・時間的な余裕がなくなっていることも大きい要因です。今の高齢世代は年をとっても子どもを頼らず、できる限り自立して生活を営んでいかざるを得なくなっています。

◆妻や子があてになるとは限らない

高齢男性のなかには配偶者がいることで安心しきっている人もいるかもしれませんが、もし家の中のことはすべて妻まかせという状況であれば注意が必要です。

男性は、退職後も現役時代と同じように妻に身の回りの世話をしてもらいながら、のんびり過ごそうと思っているかもしれませんが、妻も同じように考えているとは限りません。夫としてこれまで何十年と仕事を頑張ってきたかもしれませんが、妻も家族に長年尽くしています。働いているうちはともかく、退職後にも妻のこれまでの苦労を思いやることもなく、自分だけ面倒を見てもらうのが当たり前とばかりに毎日家でゴロゴロするだけという状態が続けば、妻は夫を疎ましく思うようになり、夫の介護を拒否する可能性もあります。実際、高齢の夫が入院したあとに自宅に戻りたいと希望しても、妻が自分も高齢であるという理由から、家で介護することはできないと訴える例はよくあります。

さらに仕事ばかりしていて家族のことを顧みず、長年にわたって母親一人に負担をかけ続けてきた父親を見てきた子どもが、「老後まで父の犠牲になることはない。今のうちに別れたほうがいい」と母親に離婚を勧めるというケースも耳にするようになりました。

高齢期まで離婚をせずに一緒に暮らせたとしても、70代後半にもなれば妻のほうが先に認知症などで要介護になるか、亡くなるケースは多々あります。そうなると夫が自分で家事を担い、生活を維持していかなければなりません。家庭においても、夫婦ともに相手に依存し過ぎていないかどうか、お互いの関係を見直しておく必要があります。

既婚者でも、最後は一人になる高齢女性

高齢女性の場合、自分の親世代の介護を経験している人も多く、男性よりは年をとってからの生活を思い描きやすいと思います。主婦として長年料理や家事をしてきた経験もあり、70代頃までの自立している女性が毎日の食事に困ることは少ないはずです。た

だし高齢女性ならではの注意もあります。それは独身者だけでなく、既婚者も多くの人が人生の終盤には一人暮らしになる確率が高いということです。

女性は男性より平均寿命が長いです。男性の平均寿命が81・47歳なのに対して女性は87・57歳であり、単純計算で約6年、妻が夫より年下であれば10年やそれ以上の期間を、一人で過ごすことになる可能性は十分にあることになります。昔であれば、夫亡きあとには子ども世帯と同居する高齢女性が多かったのですが、今はそのまま一人で生活を続ける人が多数を占めます。

そのときのために考えておかなければいけないのは、お金と介護の問題です。お金についていえば、夫婦二人でいるときは年金で暮らせた人も、夫が亡くなったあとには受け取れる年金額が激減するケースが少なくありません。

夫が会社員だった場合、手厚い厚生年金があることが多いのですが、専業主婦だった人やパートで厚生年金に加入せずに仕事をしてきた人にはそれがありません。専業主婦の妻も含めて国民全員が受け取れる老齢基礎年金の平均受給月額は2023年時点で月5万6000円余りです。夫が亡くなったあとの月々の収入は、その5万円余りの老齢基礎年金と夫のもらっていた厚生年金の一部（遺族厚生年金）だけになる場合が少なくないのです。

会社員として働いてきた女性も、男性に比べて現役時代の給与所得が少ない場合が多く、厚生年金は男性よりも少ない傾向があります。厚生年金の平均受給月額は、男性が16万9006円に対し、女性は10万9261円（厚生労働省年金局 令和3年度厚生年金保険・国民年金事業の概況、なお平均受給月額には基礎年金月額を含む）です。月々にして約6万円、年間では約72万円も受け取れる年金が少なくなります。

十分な資産があって生活には困らないという人はともかく、一般的な生活水準の家庭の場合、長生きをする女性こそ家計は夫の収入に頼りきりというのではなく、自分自身の長い人生の生活設計を考えてほしいと思います。

一人になったときのために、介護について考えておく

そしてもう一つが介護の問題です。これは女性だけに限りませんが、料理や家事が得意な人でも、年とともに自立した生活が難しくなる段階が必ずきます。

自宅で生活できる限りは自宅で暮らして、いよいよというときには病院や施設でお世

話になりたいと思っている人も多いと思います。しかし現実には、高齢者本人が考える「いよいよ」のずっと前から、入院などを機に自宅に戻れなくなるケースが多いのです。必要な治療時以外は自宅で過ごしたいと思うのであれば、その希望を家族に伝えたり、地域の介護保険の窓口で相談するなどして意思表示をしておくことが大事です。

また自宅で一人暮らしをしていて何かあったら心配だし、子どもにも迷惑をかけたくないという場合、介護サービス付きの高齢者住宅などに住み替えるという選択肢もあります。地域に希望に合った施設があり、そこで自分らしく暮らせるのであればそれも悪くありません。

ただし、施設によって受けられる医療・介護や生活の条件などはさまざまです。医師や看護師が常駐していて手厚い看護・介護が受けられる一方、食事をはじめとした生活の自由度が低い施設もあります。反対に、自宅のように自炊ができて外出も自由にできるけれど、介護度が高い人の医療的ケアや看取りには対応しておらず、終末期が近づくと退去を求められる高齢者住宅もあります。次第に心身の衰えが進むなか、どういう環境ならば最期まで満足して暮らせるのかを考えておかないと、やはり最終段階になって後悔することになりかねません。

人まかせにしていると、幸せな最期が遠ざかる

人生の最終段階の過ごし方は、その人の人生の評価に直結します。若い頃は苦労の多い人生を送った人でも、晩年の時期をその人らしく、心から安心できる環境で暮らすことができれば、なかなかいい人生だったというポジティブな感情をもつことができます。

反対に、現役時代は人の上に立ってバリバリ働き、人に羨ましがられるような充足した生活を送っていた人でも、最晩年に本人の望まない形で病院や施設に送られ、その人らしい生活や身近な人とのつながりを失えば、こんなはずではなかったという思いだけが募ります。そして後悔と失意のなかで寂しく命を終えることになります。

人の生き方に唯一の正解はありません。その人を取り巻く社会的な環境や経済状況も個々に異なりますから、何が両者を分けるのか一概に決めることはできません。お金はないよりはあったほうがいいですが、お金がありさえすれば幸せな最期が保証されるわけではありません。家族の問題にしてもそうです。家族がいるのに不幸な最期を迎える

人もいれば、身近に家族がいなくても満足のいく死を実現する人もいます。

地域医療の医師である私が特に強調したいのは、自分の老い方・死に方を他人に依存し過ぎると、幸せな最期にはつながりにくいということです。年をとって支える側から支えられる側になっても、残された人生をすべて他人の手に委ねてしまっていいわけではありません。具合が悪くなれば病院におまかせ、介護が必要になればまわりの人に頼りきりというのでは、依存された相手は責任を負いきれなくなってしまいます。

さらに相手まかせの状態では、本人は延命治療を望んでいなくても、きちんと意思表示がされていなければ、高齢者が救急搬送された際には当然延命治療が施されます。入院して自立度が下がれば、家族の意向などで多くの人が自宅に帰れなくなります。他人に委ねてしまうと、どうしても本人の思いよりも周囲の都合が優先され、不幸な最期につながりやすくなります。

高齢期の人生も自分でつくるという「覚悟」を

年をとってからどこでどのように暮らすのが幸せなのかは本人にしか分かりません

し、本人以外の人には決められないことです。一人暮らしで要介護になっても、家族の思い出の詰まった自宅で自分のペースで暮らしたいと考える人もいれば、一人だと不安だから、設備や医療体制の整った施設で暮らせることが安心という人もいます。

いわば自分にとって大事なもの、譲れないところを明確にして周囲の人にも意思表示をしておくことが重要です。気分が暗くなるからと先のことを考えるのをおっくうがったり、高齢を言い訳にして面倒なことを考えるのを嫌がって人まかせにしたりしていると、徐々に幸せな老い方・死に方から離れていってしまいます。

大切なのは、高齢期になっても自分の人生は自分でつくるという覚悟をもち、起こり得る課題に向き合い、行動することです。そういう主体的な生き方を心掛けていけば、たとえ体が不自由になっても認知症が進んでも、その人らしい生きがいに満ちた人生を送れます。そしてその人らしい生き方が、幸せな最期へとつながっていきます。

定年後こそ、充実して過ごせる生きがいが必要

人生の最終段階まで自分らしく生きたいと考えるときに大切なのが、長い高齢期を充

実して過ごすための生きがいづくりと、その活動を続けられるための健康づくりです。現在のシニア世代は、定年退職をしたあとにどのように過ごせばいいか分からないという人が少なくありません。人生が短期間に急激に長くなり、高齢期の生き方のロールモデルが少ないからです。

今の高齢世代が若い頃は、人生は50〜60年だと思って生きてきたはずです。2023年に75歳になる人が生まれた1948年当時、男性の平均寿命が55・6歳、女性が59・4歳ですから、この頃はまさに人生50年です。

1960年代から徐々に寿命が延びていき、1970年頃には男女ともに平均寿命が70歳代に入りますが、この頃でも定年退職の年齢から平均寿命までの老後の期間は10年余りです。まさに〝余生〟であり、社会や家族の役割から解放されて好きなことをして過ごせばよく、これからどう生き、どう老いるかに頭を悩ませることも少なかったと想像できます。

それに比べ、今は人生の後半の時間がはるかに長くなりました。65歳で定年退職をしたあとに平均寿命まで生きたとしても20年前後あります。20年といえばその年に生まれた子どもが成人するまでの時間ですから一時代です。

人生100年と考えるなら、30~40年もの老後になります。40年なら、社会人になってから退職するまでの時間とほとんど変わらない長さです。この突如として与えられた膨大な時間をどう生きるべきかは、日本社会全体の大きな関心事になっています。

私はこれほど人生が長くなった以上、年齢のとらえ方や老後というライフステージの考え方も、発想を転換する必要があると感じています。定年後の時間を、もう老後だからと後ろ向きに考えて、ただぼんやりと過ごしていれば体も頭もどんどん衰えが進みます。私たち人間の体は、使わなければ衰えるようにできているからです。

もちろん60代半ばにもなれば、若い頃と何も変わらないという人はいません。体力が低下し、無理がきかなくなったと感じる人も多くなります。高血圧などの生活習慣病をもつ人も増えます。

けれども現在の60~70代は全体的な健康状態は良好で、自立して暮らせる人たちが大半です。もてる力を活かせる機会はたくさんありますから、定年後を人生のセカンドステージととらえ、新たな挑戦をしていくべきです。

自分らしく老いるための生きがいづくり

◆生涯現役のすすめ

高齢期の生きがいにはさまざまなものがありますが、一つには定年だからと社会から一気に退いてしまわず、自分にできる仕事を探して生涯現役を目指すというのも重要な要素になります。

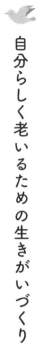

65歳以降も働き続けることには多くのメリットがあります。最も分かりやすいのは、働いて収入を得ることで高齢期の生活が安定することです。高齢期の収入源である公的年金は減少傾向にあり、一方で負担する介護・医療の保険料は増加しています。年金の不足分はこれまでの蓄えと退職金で当面なんとかなるという人も、想定外の長生きをしたり、医療費・介護費の負担が大きくなったりすれば蓄えだけでは足りなくなる可能性はあります。まだまだ健康な60代・70代は高齢期の生活資金を増やすチャンスです。必ずしも現役時代ほどたくさん稼がなくてもいいと思いますが、少しでも収入が増えれば暮らしと気持ちにゆとりができます。

そして働いていると自然に頭や体を使うことになり、心身の健康維持にも役立ちます。仕事のために決まった時間に起きて身支度をして出掛けるということ自体が、健康な生活リズムをつくりますし、仕事の段取りを考え、同僚と会話をするなど頭もフルに使います。通勤や職場内の移動でよく歩くことになります。何より、責任をもって与えられた役割や職務を果たそうとすることが気持ちの張りになります。

実際に、この10年余りで高齢世代の就業率は大きく上昇しています。総務省統計局の発表では2021年の65〜69歳男性の就業率は60%に上り、70歳以上の男性でも25・6%になっています。女性でも65〜69歳の40・9%、70歳以上の12・6%が就労しています。こう見ると60代後半はもちろん、70代でも働くことが普通になりつつあるといえます。

高齢期の健康状態は人それぞれですから、病気や障害などで働けない人が無理をする必要はないと思いますが、健康その他の条件が許すのであれば、年齢にかかわらず自分に合った働き方を検討してみるのも有意義です。

◆国もシニア世代の就労を後押し

社会保障の財源がひっ迫するなか、国としても高齢世代の就労をさまざまな施策で促

図表9　高齢者の就業率の推移（2010年～2020年）

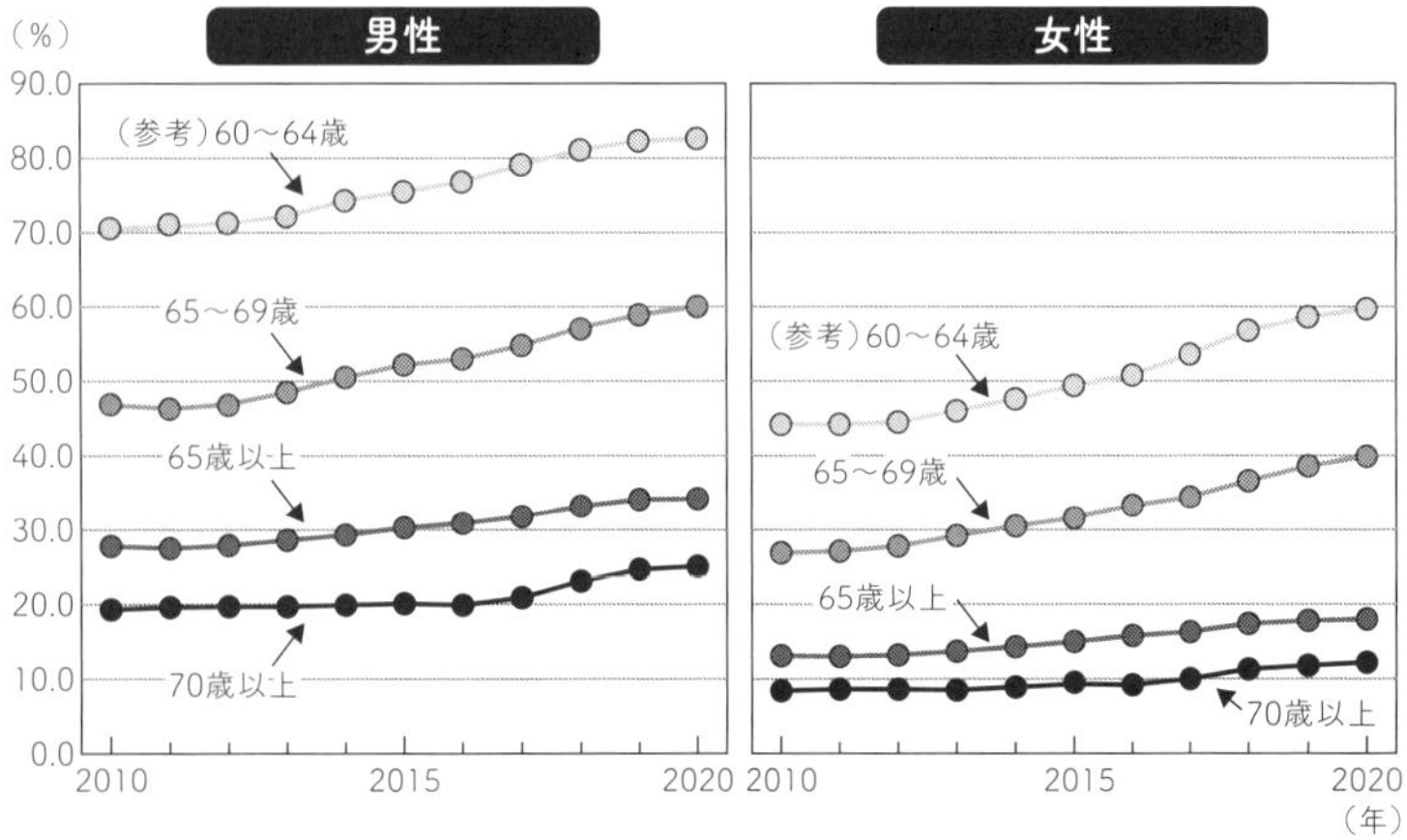

出典：総務省統計局　「労働力調査」基本集計（2022年）
（注）2011年は、東日本大震災に伴う補完推計値を基に作成

しています。2021年4月に施行されたのが、改正後の高年齢者雇用安定法です。

　これまでは企業には公的年金が支給開始となる65歳までの雇用確保が義務付けられていましたが、改正後は、新たに70歳までの就業機会を確保することが企業の努力義務となりました。具体的には、以下のような方法で雇用を確保する措置を行うよう厚生労働省では示しています。

①70歳までの定年引き上げ

②定年制の廃止

③70歳までの継続雇用制度（再雇用制度、勤務延長制度）の導入

④ 70歳まで継続的に業務委託契約を締結する制度の導入
⑤ 70歳まで継続的に以下の事業に従事できる制度の導入
(a) 事業主が自らに実施する社会貢献事業
(b) 事業主が委託、出資（資金提供）等する団体が行う社会貢献事業

現段階ではまだ努力義務ではありますが、今後は65歳で一斉に退職というのではなく、その先の70歳を見据えた働き方が検討されていくものと思われます。

2022年4月には年金制度も改革されています。従来、高齢世代の就業の足かせとなっていたのが在職老齢年金という制度です。厚生年金に加入して働きながら年金をもらう場合、収入が一定額を超えると厚生年金が減額、または支給停止になるというものです。これまでは年金がもらえなくなる年金支給停止限度額（月々の年金と収入の合計額）が60～64歳が28万円、65歳以降は47万円でしたが、22年4月からは60～64歳も上限が47万円に拡大されました。

さらに、在職定時改定というしくみも新設されています。以前は厚生年金支給額の見直しは70歳の節目や退職時といった決められたタイミングだけでした。それが在職定時改定により、今後は厚生年金額の見直しが毎年行われるようになりました。つまり今年

働いて厚生年金保険料を納めた分が、次年度の年金額に反映されるということです。この制度により、年金をもらいながらでも働いて将来の年金を増やすことができるわけですから、高齢世代の就労の後押しする大きな力になるのではないかと期待しています。

第3章

自分の「老い」を素直に受け入れる

逝くための心の準備

◆無理なく働くことが、幸福な人生をつくる

65歳以降の仕事や働き方にはさまざまなスタイルがあります。もともと勤めていた企業での再雇用や勤務延長だけにこだわらず、小売りやサービス業、農業など地域の産業に目を向けてみるのも一案です。

現在の日本では少子高齢化で現役世代が少なくなり、さまざまな業界で人手不足が深刻化しています。そのなかでシニア世代はたいへん貴重な労働力になっています。介護業界もまさにその一つで、訪問介護のホームヘルパーはすでに4人に1人が65歳以上です（介護労働安定センター「令和2年度 介護労働実態調査結果について」）。いまや元気なシニア世代が、介護が必要になった人を支えるのが当たり前になっています。

実は私の法人が運営するサービス付き高齢者住宅でも、元気な入居者に有償で援助を必要とする入居者の生活をサポートしてもらう試みを始めています。働く場所は施設内で、実際の仕事内容は見守りや買い物・通院の付き添い、家事の援助など、特別な資格等がなくても行うことができる生活支援が中心です。

元気なシニアは就労によっていくらかの収入を得られますし、要介護になった人と交流することで将来についてさまざまなことを学べると話しています。また援助を受ける

側としても、同じ施設内の年齢の近い人と話ができるので安心できますし、仕事や育児で忙しい子ども世代よりも頼み事をしやすいということもあって、うまく噛み合っています。

これはほんの一例ですが、元気なシニア世代が自分にできるちょっとした仕事を担うことで収入を得るとともに、地域社会にも貢献ができる例は少なくないと考えています。

リクルートワークス研究所研究員・アナリストの坂本貴志氏は著書『ほんとうの定年後「小さな仕事」が日本社会を救う』（講談社現代新書／２０２２年）のなかで、高齢世代の仕事について、各種データからその実像を明らかにしています。

そこで指摘されているのは60～80代で働く人は、住んでいる地域の飲食店や小売店、介護、販売、保安警備、自動車運転、清掃、農業などの現場で、非正規などで働く「小さな仕事」に就いている人が多いこと、そして仕事に対する満足度が高いことです。むしろ現役時代より、60歳以降に仕事の満足度が上昇していくのは注目すべき現象です。

そうした「小さな仕事」は現役時代に比べれば収入は少なくなりますが、長時間労働や過度のプレッシャーからも解放され、自分に合った働き方ができます。また職場や地域の仲間とゆるやかなつながりをもち、支え合って生活を送れることが、高齢期の人生を豊かにしているのではないかと思います。60代以降も年齢が上がるほど、幸福である人が増えるというデータからも、そのことがうかがえます。

◆趣味やボランティアも大切な社会活動

高齢期の生きがいは、仕事だけではありません。趣味やボランティアなどの地域活動も立派な社会活動であり、高齢期の暮らしの充実に大きく寄与してくれます。

趣味や遊びでも地域活動でも、外に出れば人と接する機会が増え、自然に心身が活性化されます。仲間とのおしゃべりが好きな女性に比べ、男性は人との交流が苦手という人もいるかもしれませんが、何か自分にできることで人の役に立ちたいと考えるシニア男性は少なくありません。

例えば町内会活動や小学生の登下校の見守り、青少年のスポーツ振興や学習支援、防災・防犯などの地域の安全対策、地域の緑地の草取りや花植えなどの美化活動、足腰が弱った人の生活支援など、有償・無償のボランティアで活動するシニアが大勢います。

私のクリニックの患者にも、高齢期の生き方のお手本にしたいようなすごい人たちが何人もいます。

地域の伝統遊びを子どもに教える100歳のKさん

100歳を過ぎたあとも、地域の子どもに伝統の遊びを教えていたのがKさんです。熊本地方で古くから行われてきた伝統芸能に「肥後ちょんかけごま」というものがあります。約400年前からこの地域に伝わる独楽まわしの遊びで、両手に持った紐で独楽を操る妙技が特徴で、熊本市の無形文化財にもなっています。

この伝統の遊びを子どもたちに伝えているのが肥後ちょんかけごま保存会で、メンバーは70~80代の男性が中心ですが、なかでもKさんは100歳を超えてからも、保存会の一員として地域の小学校に独楽の技を教えに行っていました。

子どもたちはKさんの技を見て目を輝かせていますが、Kさん自身もとても100歳には見えないかくしゃくとしたいい男ですから、自分の年齢を言って子どもたちが驚きの声を上げるのを毎回楽しんでいるようです。年齢にとらわれずいきいきと自分のできる地域活動に取り組んでいて、こんなふうに年をとりたいなと憧れます。

たばこの吸い殻を47万本拾った80代のTさん

Tさんは学校の教員を定年まで勤め、その後は町内活動に取り組み、現在は町内会長を務めています。あるとき、町内の道路や空き地、公園などにたくさんのゴミやたばこの吸い殻が多く捨てられていることに気づき、一人でゴミやたばこの吸い殻を拾うようになりました。雨の日以外は毎日のようにゴミを拾い続け、町内会長になってからの15年間で拾った吸い殻が累計47万本を超えたそうです。そして、「落ちている吸い殻やゴミをゼロにする」という目標を掲げ、吸い殻50万本達成に向けて現在も活動を続けています。

そんなTさんがヘルニアの手術のため、入院治療を受けることになりました。80代という年齢では入院で体力が落ちてしまう人もいますが、Tさんはまったく違いました。手術の翌日から主治医に「先生、動いてもいいですか」と尋ねてさっそく動こうとしたそうです。「入院なんてしていると、地域がゴミでぐちゃぐちゃになってしまう。帰ってゴミを拾わないといけないから早く退院させてくれ」と言い続けていたと、病院の執刀医が笑いながら教えてくれました。

Tさんに限りませんが、80代・90代という高齢になっても元気な人は、仕事でも地域活動でもいろいろと取り組みたいことがあり、病気なんてしている暇はないという感じの人が多いように感じます。年齢相応におとなしくしようと萎縮して過ごすのでなく、何歳になっても自分のやりたいことに打ち込んで、老いや病気を忘れて過ごすという生き方が、結果的に長寿につながっているに違いありません。

長く自立して過ごすための健康づくり

◆健康寿命を延ばすためにできること

生涯現役で仕事や趣味、地域活動を楽しむために大切なのが、やはり健康です。いずれ介護が必要な時期がくるとしても、できるだけ健康に自立して過ごしたいというのは多くの人の願いです。

日常生活に支障なく、自立して過ごせる期間のことを「健康寿命」といいます。最近では、平均寿命が長くなるのにつれ健康寿命も延びてきています。２０１９年の健康寿命は男性が72・68歳、女性が75・38歳です。男女ともにこの20年弱で約3年も延びています。これはシニア世代の健康意識が高まり、食生活の改善や運動などに取り組む人が増えた成果だといえます。

一方で健康寿命と平均寿命との差、すなわち介護を受けながら過ごす期間も依然として残っています。その差は男性では約9年、女性では約12年にもなります。特に70代後半から80代にかけての健康管理を心掛け、介護を受ける期間をできる限り短くすることが人生100年時代の健康づくりのポイントになります。

最近は老年医学に関する研究も進み、高齢期ならではの注意点や介護を予防する対策も徐々に分かってきています。なかには中年期に健康のために続けていたことが、高齢期には逆効果になることもあります。

高齢期の日々の健康管理は、本人の取り組みが何より大切です。医師をはじめ医療者は指導やアドバイスはできますが、本人に代わって食事をしたり、運動をしたりすることはできません。病気や介護が身近になってくるシニア世代こそ、健康維持や介護予防の正しい知識をもち、自身の将来に備えていくべきです。

◆要介護になる前段階＝「フレイル（虚弱）」を防ぐ

昨今、介護予防で注目されているのが「フレイル（虚弱）」という概念です。これは、

図表12 フレイルとは

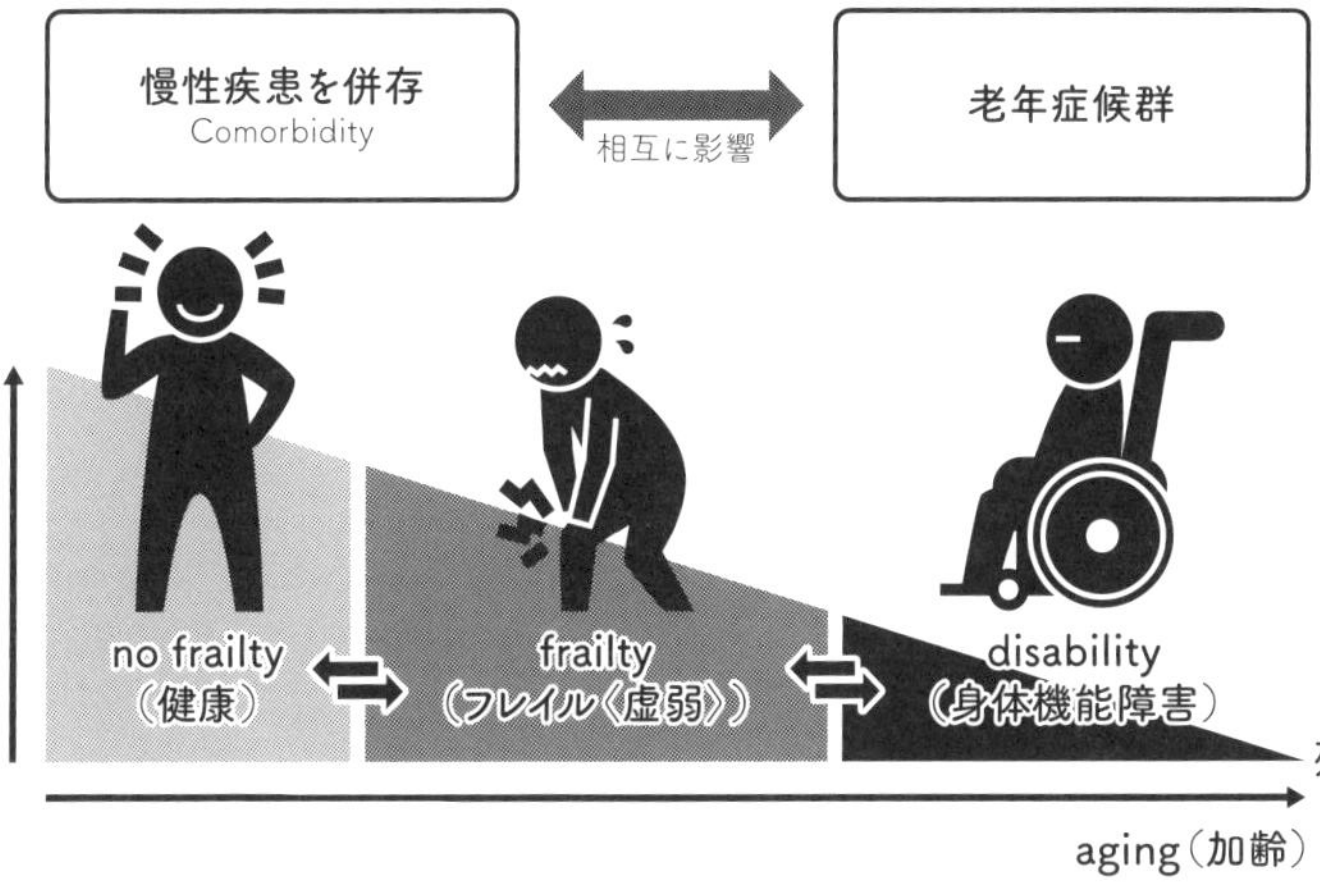

出典：アクティブシニア「食と栄養」研究会　「フレイル対策」を基に作成

図表13 健康長寿の3つの柱

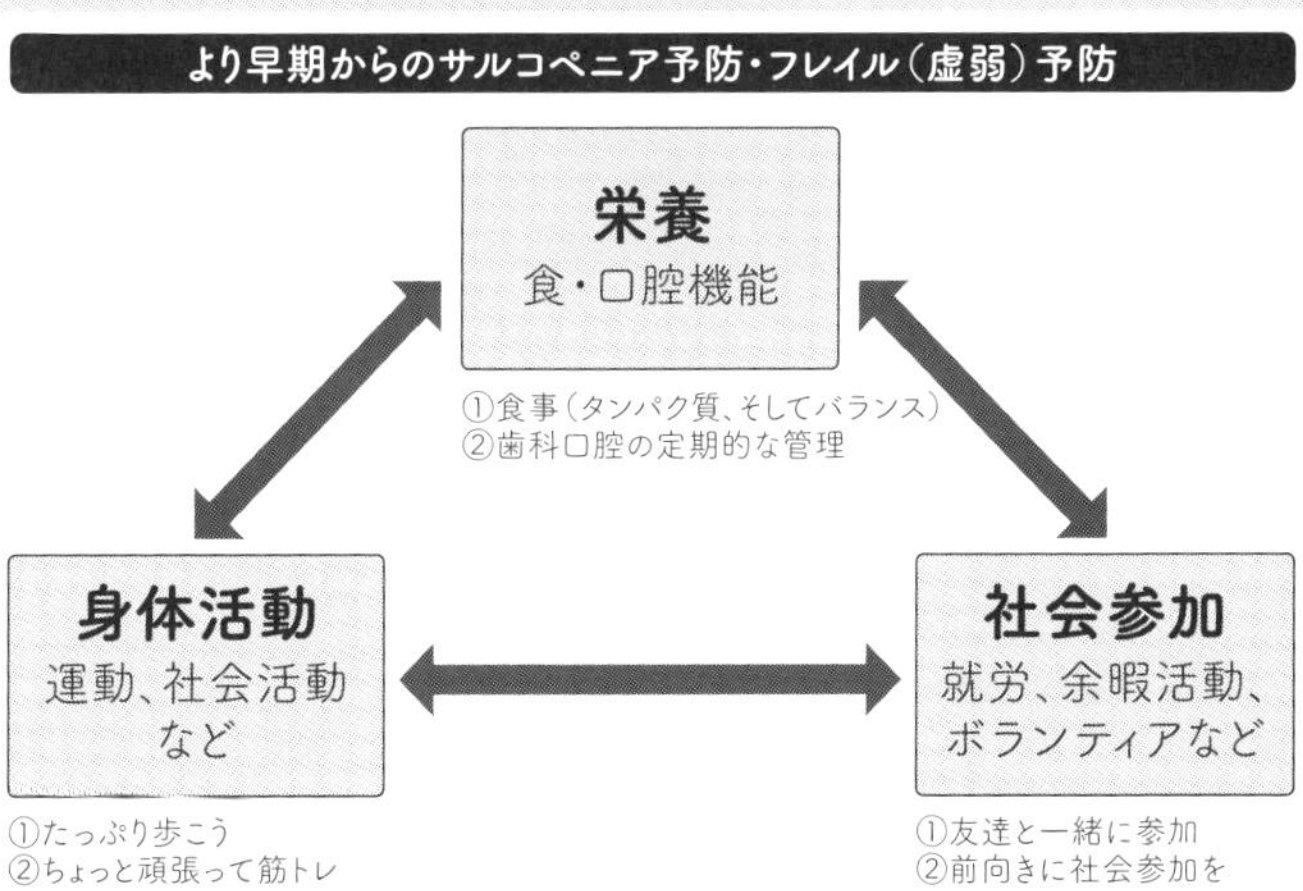

出典：東京大学高齢社会総合研究機構・飯島勝矢氏 作図を基に作成

健康で自立した状態と要介護状態の中間、つまり要介護になる少し手前の段階を指します。これは日本老年医学会が２０１４年に提唱し始めた概念で、単に年をとって体が弱くなるというだけではなく、次の３つの要素があるとされています。

①身体的フレイル……筋肉の衰えや関節障害といった運動器障害により、移動や身体活動が難しくなる（サルコペニア、変形性膝関節症、骨粗鬆症など）。
②精神・心理的フレイル……退職や配偶者との死別などをきっかけに心の健康が悪化したり、心理的に不活発になる（うつ状態、軽度認知機能障害〈ＭＣＩ〉など）。
③社会的フレイル……加齢によって社会とのつながりが希薄になり、孤立して生活が荒廃する、引きこもり状態になる。

この３つの要素が互いに影響し合いながらフレイルが進んでいくと、日常生活動作（ＡＤＬ）が低下して自立した生活が難しくなり、やがて要介護状態へと移行していきます。しかし、フレイルの段階で気づいて対策を行えば要介護になるのを防いだり、要介護になる時期を遅らせたりすることができます。

東京大学高齢社会総合研究機構の飯島勝矢機構長は、フレイルを予防するための健康長寿の3つの柱を提唱し、それとともにフレイルの兆候があるかどうかを調べる自己チェック法を紹介しています。それぞれのチェック項目の下に、望ましい回答がついていますから、それに当てはまらない項目がある人はフレイルのリスクが高まっている可能性があります。

◆健康長寿の3つの柱

●栄養（食・口腔機能）

・食事はバランスよく、たんぱく質を多くとる
・よく噛んで、しっかり食べる

●身体活動（運動、社会活動など）

・たくさん歩く、よく体を動かす
・ちょっと頑張って筋トレ

●社会参加（就労、余暇活動、ボランティアなど）

・自分に合った活動を見つけ、前向きに社会参加

・誰かと一緒に食事をする

◆フレイルの兆候を調べる「イレブン・チェック」

Q1　ほぼ同じ年齢の同性と比較して健康に気をつけた食事を心がけていますか（はい）

Q2　野菜料理と主菜（お肉またはお魚）を両方とも毎日2回以上食べていますか（はい）

Q3　「さきいか」「たくあん」くらいの固さの食品を普通に噛みきれますか（はい）

Q4　お茶や汁物でむせることがありますか（いいえ）

Q5　1回30分以上の汗をかく運動を週2回以上、1年以上実施していますか（はい）

Q6　日常生活において歩行または同等の身体活動を1日1時間以上実施していますか（はい）

Q7　ほぼ同じ年齢の同性と比較して歩く速度が速いと思いますか（はい）

Q8　昨年と比べて外出の回数が減っていますか（いいえ）

Q9　1日1回以上は、誰かと一緒に食事をしますか（はい）

Q10 自分が活気に溢れていると思いますか（はい）
Q11 何よりもまず、物忘れが気になりますか（いいえ）

◆フレイル予防のポイント① 栄養を十分にとる

フレイルを防ぐには、まず栄養をしっかりとることが重要です。高齢期になると食生活にも変化が表れます。まず買い物や調理といった食事の支度がおっくうになる、体を動かす機会が減ってお腹も空かないという人が多くなります。また子どもの独立や配偶者との死別などで一人暮らしになると、食事に気を使わなくなり、簡単なもので済ませることが多くなります。その結果、知らないうちに低栄養に陥ってしまうシニアは少なくありません。

厚生労働省の「国民健康・栄養調査」（２０１９年実施）によると、65歳以上で低栄養傾向がある人は男性の12・4％、女性で20・7％とされています。特に85歳以上で見ると男性の17・2％、女性の27・9％が低栄養の恐れが指摘されています。

低栄養の状態が続くと体重が減少し、筋肉や骨が弱くなって身体的フレイルのリスクが高まります。また体力が低下することで買い物や外出の機会が減れば、社会的、精神・心理的フレイルも進みやすくなります。そのほかにも免疫力が低下して風邪や感染症にかかりやすくなる、体内の水分量が減り脱水症・熱中症になりやすくなる、皮膚や血管が弱くなるといった弊害もあります。高齢期こそ、意識してしっかりと栄養のとれる食事をすることが大切です。

◇肉や魚、卵、牛乳などをしっかり食べる

高齢期に低栄養に陥らないためには、栄養バランスの良いボリュームのある食事をとる必要があります。特に積極的にとりたい栄養素は、たんぱく質とカルシウム、ビタミンDです。たんぱく質は筋肉や体の組織の材料になるものです。不足すると筋肉減少を招きます。カルシウムは骨の材料であり、ビタミンDは筋肉や骨の増強をサポートする働きがあります。それぞれを多く含む食品は次のようなものです。

【たんぱく質を多く含む食品】

肉類（牛肉、豚肉、鶏肉）や魚（マグロ、サケ、サバ、イワシ、アジなど）、卵、牛乳・乳製品（チーズ、ヨーグルト）、大豆・大豆製品（納豆、豆腐、油揚げ、豆乳）

【カルシウムを多く含む食品】

牛乳、乳製品（チーズ、ヨーグルト）、小魚、青菜（小松菜、モロヘイヤなど）

【ビタミンDを多く含む食品】

きのこ類（きくらげ、しいたけ、まいたけ、えのきたけ、しめじなど）、魚介類（サケ、シラス、イワシなど）、卵

こうした食品を1日3食で意識して食べることが健康維持にきわめて重要になります。特に肉、魚、卵、牛乳といった動物性のたんぱく質を多めにとることです。高齢期には食事でとったたんぱく質から筋肉を合成する働きが落ちてくるため、むしろ中年期よりも、たんぱく質の摂取量を増やすくらいでちょうどいいのです。中年期には肥満やメタボリックシンドロームの予防で「お肉を減らして野菜を多く」といわれがちですが、高齢期になったら「お肉や魚を多く、野菜もしっかり食べる」と考えなければいけません。

◆フレイル予防のポイント② 口腔ケアを行い、よく噛める歯に

栄養を十分にとるためには、よく噛める歯を保つことも大切です。高齢期には唾液の

分泌が少なくなるうえ、歯みがきの習慣が疎かになるなどして口の中が汚れやすくなり、虫歯や歯周病で歯を失う人が増えます。

健康寿命を延ばすために厚生労働省と日本歯科医師会が推奨しているのが、８０２０（ハチマルニイマル）運動で、80歳までに20本の歯を保とうという意味です。20本という数は、20本の歯があればほとんどの食品をよく噛め、食べる楽しみを味わえるというところからきています。最近ではこの８０２０運動が広く知られるようになり、60代頃までは20本の歯を保つ人が多くなっています。

ただし70代以降は残っている自分の歯が20本を切る人が増えていきます。残る歯の平均本数は70～74歳で19・7本、75～79歳で18本、80～84歳で15・3本、85歳以上では10・7本まで減ってしまいます（「平成28年歯科疾患実態調査」）。

歯が20本以下になると口に入れた食物を噛みにくくなり、食事が進まなくなって低栄養に陥りやすくなります。また歯の数が20本未満で義歯を入れていない人は歯が20本以上ある人に比べ、転倒リスクが2・5倍、認知症発症リスクが1・9倍になるというデータもあります。歯がないことで低栄養やフレイルが進み、要介護になるケースは少なくないということです。

また歯を失う原因で最も多いのは歯周病です。最近、歯周病はさまざまな全身疾患と深い関わりがあることが分かっています。歯周病菌がつくる炎症物質が血管に入り糖尿病や脳卒中、心筋梗塞などの発症・悪化に関与するほか、口内で増えた細菌が誤って肺に入ると誤嚥性肺炎を引き起こします。

こうした全身疾患を防ぐ意味でも、歯周病を悪化させないように日々の口腔ケアを行っていくことが大事です。

◇家での歯みがきとともに、定期的に歯科医院でケアを

口腔ケアの基本は毎日の歯みがきです。高齢になると歯茎が下がったり、歯が摩耗したりすることで汚れが溜まりやすくなりますので、毎食後や就寝前には歯ブラシや歯間ブラシ、フロスなどを使い、こまめに丁寧に磨きます。

定期的に歯科医院を受診することも大切です。虫歯や歯周病があれば治療を受けるとともに、以前につくった入れ歯が合わないといったことがあれば、しっかり噛めるように調整をしてもらうことができます。

また、嚥下（飲み込み）の機能についても歯科医師やかかりつけ医に相談ができま

す。お茶や汁物を飲むときにむせることが増えた、口内の食物を飲み込みにくくなったというときは、歯科医師やかかりつけ医に相談すれば、口・舌の動きや飲み込み力を鍛える体操などを指導してもらえます。

◆フレイル予防のポイント③　好きなことをして体を動かす

栄養、口腔ケアに続いてフレイルを予防するために欠かせないのが運動です。ここ数年はコロナ禍の外出自粛で運動不足を自覚している人が多いのですが、運動不足は身体的フレイルを直接進めてしまいます。身体的フレイルにつながる疾患には、サルコペニア、骨粗鬆症、変形性膝関節症などがあります。

サルコペニアは骨格を支える筋肉が減少し、筋力低下が進んでいる状態です。サルコペニアと寿命には大きな相関があることが知られています。もともと加齢によって筋肉量は減少します。70～80代は20～30代に比べて30～40％も骨格筋量が少なくなります。さらに体を動かさない生活が続くと筋肉減少や筋力低下が加速していき、サルコペニアに陥りやすくなるので注意が必要です。

骨粗鬆症は骨の内部がスカスカになり、ちょっとしたことで骨折しやすくなる疾患です。太ももの付け根の大腿骨頸部や背骨を骨折することで、要介護や寝たきりにつながる例が少なくありません。特にエストロゲンの低下によって骨量が急激に減少する更年期以降の女性に多く見られます。骨は、運動などで強い力がかかることで丈夫になるという性質があります。つまり運動不足が続くと骨も弱くなってしまい、骨粗鬆症のリスクが高まります。

そして変形性膝関節症は、膝関節の軟骨がすり減り、骨どうしが当たって痛みや炎症が起こる病気です。男性よりは女性に多く、高齢になるほど発症が増えます。変形性膝関節症の発症には加齢や肥満、外傷などが関わりますが、運動不足も大きな要因の一つです。運動不足で膝を支える筋肉が少なくなると関節にかかる衝撃が大きくなり、炎症を引き起こしやすくなるためです。

このほか、運動不足は高血圧や糖尿病、肥満などを発症・悪化させることにつながり、脳卒中や心疾患などのリスクを高めます。また認知症やうつ病の発症に関係するという研究も多数報告されています。まさに運動不足は、寿命を縮めるリスクといえます。

近年は、運動のもつ優れた健康効果が科学的に確認されるようになり、欧米でも「運動は薬（Exercise is medicine）」といわれるようになっています。WHO（世界保健機関）では「WHO身体活動・座位行動ガイドライン」で次のような「重要なメッセージ」を掲げています（一部抜粋）。

①身体活動は心身の健康に寄与する。（定期的な身体活動は、世界の死亡者数の4分の3近くを占める心臓病、2型糖尿病、がんといった疾病の予防・管理に貢献する。また身体活動は、うつや不安の症状を経験し、思考力、学習力、総合的な幸福感を高める）

②少しの身体活動でも何もしないよりは良い。多い方がより良い。

③すべての身体活動に意味がある。（仕事やスポーツ、余暇、移動〈ウォーキング、スケートボード、サイクリング〉だけでなく、日常の生活活動や家事も身体活動に含まれる）

④筋力強化はすべての人の健康に役立つ。（高齢者〈65歳以上〉は、転倒予防と健康増進のために、筋力の強化だけでなく、バランスと協調〈身体の各部位を調和して思い通りに動かせる能力〉を重視した身体活動を取り入れるべきである）

⑤座りすぎで不健康になる。

⑥身体活動を増やし、座位行動を減らすことにより、妊娠中および産後の女性、慢性疾患のある人や障害のある人を含むすべての人が健康効果を得られる。

◇ウォーキングなどの有酸素運動と、筋トレを組み合わせる

フレイルを防ぐためには、たっぷり歩くことと、ちょっと頑張って筋力トレーニングをすることが推奨されています。

歩くことは最も手軽な有酸素運動です。歩ける時間や距離は人によって異なりますが、普段の通勤や買い物などで歩くときに少し速足を心掛ける、少し遠回りをして歩く時間を10分増やすといったことでも運動量を増やせます。苦しくなるほど強い運動をする必要はありませんが、軽く息が弾んで心拍数がやや速くなる程度の時間・強度を目指すとより運動効果が高まります。

ただし、有酸素運動だけでは筋肉を増やす効果は限られます。筋肉をつけるためには筋肉に強い負荷をかける筋力トレーニングが必要です。立った姿勢からゆっくりと腰を落とすスクワット、つま先で立つ・戻すを繰り返すかかと上げなども取り入れ、バリエーションを増やすとより効果的です。ただし、シニア世代がスクワットなどをすると

きは、転倒しないようにテーブルやいすの背に手をついて行うなど、注意が必要になります。

また健康のための運動をしようと思っても、なかなか続かないという人は少なくないものです。サッカーやテニス、ゴルフ、水泳、登山などのスポーツでもいいですし、掃除などの家事や畑仕事、日曜大工が得意という人はそうした身体活動を増やすのでもかまいません。自分の好きなことで、今より多く体を動かすように意識することが重要です。

◆認知症を知って、備える

身体的フレイルに対して精神・心理的フレイルの一つにあたるのが、認知機能の低下です。認知機能の低下が進めば認知症を発症することになります。

シニア世代でも多くの人が恐れているのが認知症です。「要介護になることはあっても認知症にだけはなりたくない」という声は少なくありません。認知症になって何も分からなくなってしまい、戸外を徘徊したり急に大声を上げて暴れたりする人を見ていれば、まるで人が変わったようになってしまう恐ろしい病気というイメージを強くもってしまうのは仕方のないことです。そのために年齢相応の物忘れであっても、認知症が始まったのではないかと不安にかられる高齢世代は珍しくありません。

私のクリニックのような地域医療の現場でも認知症の高齢者は急増しており、大きな課題となっています。しかしながら、認知症は必ずしも怖い病気というわけではありません。認知症に対する知識が少ないために、シニアの間で不安だけが強まっている印象もあります。人生100年を考えるとき、認知症は誰にとっても他人事ではありません。認知症についての知識をもっておくことも将来への備えになります。

◇認知症の主な種類と症状

認知症というのは、加齢やさまざまな要因により脳の本来の機能が低下して日常生活に支障が生じる病気で、いくつかの種類があります。最も多いのがアルツハイマー型認知症です。20～30年という時間をかけてゆっくりと進行し、脳が萎縮していきます。次いで多いのが脳梗塞などによって起こる血管性認知症です。傷ついた血管の部位により症状はさまざまで、ゆっくり進行する場合もあれば、急速に認知機能が低下することもあります。このほか、幻視（現実には見えないものが見える）などが特徴のレビー小体型認知症、感情の抑制がきかなくなる前頭側頭型認知症などがあります。アルツハイマー型と血管性など、複数の認知症が併存しているケースもあります。

認知症の主な症状は、もの忘れ（記憶障害）、時間や場所が分からなくなる（見当識障害）、理解力・判断力が低下するといった症状です。もの忘れでは人と会った、食事をしたなどのエピソードの記憶がすっかり抜けてしまい、本人にはもの忘れの自覚がないのが特徴です（図表14参照）。ほかにも慣れた地域で道に迷う、今までできていた家事や仕事の段取りが分からなくなった、という場合は認知症が始まっている可能性があります。

このほか行動・心理症状（ＢＰＳＤ）として、イライラして怒りっぽくなる、憂うつな様子でふさぎこむ、好きだったことに興味を示さなくなる、誰かにものを盗られたと言う、外出したまま家に帰れなくなる、といった症状がよく見られます。

◇軽度認知障害の段階で早く対策を

ゆっくり進行する認知症の場合、認知症を発症する前に「軽度認知障害（ＭＣＩ）」という状態があります。これはフレイルの概念と似ていますが、健康と認知症との中間

図表14 「加齢によるもの忘れ」と「認知症によるもの忘れ」の違い(一例)

	加齢によるもの忘れ	認知症によるもの忘れ
体験したこと	一部を忘れる(例:朝ごはんのメニュー)	すべてを忘れている(例:朝ごはんを食べたこと自体)
学習能力	維持されている	新しいことを覚えられない
もの忘れの自覚	ある	なくなる
探し物に対して	(自分で)努力して見つけられる	いつも探し物をしている誰かが盗ったなどと、他人のせいにすることがある
日常生活への支障	ない	ある
症状の進行	極めて徐々にしか進行しない	進行する

出典:政府広報オンライン「知っておきたい認知症の基本」

の状態です。軽度認知障害の人の約半数は、5年以内に認知症に移行するといわれていますが、一方でこの段階で予防策を行うと認知症の発症を防いだり、発症を数年遅らせたりする効果があることが分かっています。

健康長寿の3つの柱である、栄養をしっかりとる、よく体を動かす、仕事や趣味やボランティアなどで社会とのつながりをもつ、といったことは認知症予防の有効な対策になります。もの忘れが増えてきて気になるという人は、積極的に取り組むべきポイントです。

また万一、認知症を発症しても、そ

こで人生が終わったかのように悲観する必要はありません。年齢が高くなるほど認知症を発症する人は増えます。65歳以上で見ると認知症の人は約16％とされていますが、80代後半では男性の約35％、女性の約44％、95歳を過ぎると男性の約51％、女性の約84％に認知症があると推計されています。超高齢期になると、認知症があるのが普通ともいえます。

そして認知症の多くはゆっくりと進行します。発症が分かった当初は、本人も家族も悲しみ、戸惑って混乱が大きくなりがちですが、周囲の人が認知症という病気の特徴を理解して対応すれば、次第に落ちつきを取り戻します。現在は医療・介護の支援があれば、認知症の高齢者でもその人らしい生活を続けることは可能です。

また認知症になってもの忘れが進んでも、昔の思い出やその人らしい感情、心持ちは最後まで残ることが多いです。決して何も分からない廃人のようになるわけではありませんから、認知症だけを特別視せず、認知症とともに生きる「共生」という姿勢を学んでいくことが大切です。

◆できなくなったことより、できることに目を向ける

認知症もそうですが、高齢期になると病気をもつ人が増えます。血圧や血糖値の数値が悪いくらいは当たり前で、膝や肩、腰の関節の痛みや目もかすむといった、全身に不調を感じるようになっていきます。仕事でも家事でも少し動いただけですぐに疲れてしまい、若い頃のようにはいかない現状を嘆いてため息ばかりが出てしまいます。

さらには不調だけにとどまらず、脳卒中や心疾患、がんといった大きな病気を経験する人も増えます。どれだけ食事や運動に気を使って生活していても、思いがけず病に襲われることは誰にでもあり得ることですが、大きな病気をきっかけに自分の老い先を悲観してしまい、一気に生きる気力を失ってしまう人もいます。シニア世代は、このような病気や加齢による変化を受け入れて上手に付き合っていく、しなやかな心をもつことも重要になります。

大切なのは、若い頃の自分と比べてできなくなったことを嘆くのではなく、まだできることに目を向けて今の生活を積極的に楽しむことです。病気をしたからといって毎日家の中でじっとしていれば、不安や死の恐怖ばかりが膨らんでいきます。外出が可能ならば外に出て、自分なりの楽しみや目標を見つけ、挑戦してみるのです。

散歩の楽しみを発見した元タクシー運転手Yさん

60代の男性Yさんは、元タクシー運転手です。熊本市内を中心に約30年間タクシーを運転していて、熊本市内ならどんな細い道でも知っているというのがYさんの自慢でした。ところが60代の後半で脊椎の病気が悪化して手術をすることになり、タクシー運転手を続けるのが難しくなりました。治療後にはリハビリを兼ねて、毎日散歩するのがYさんの日課になりました。

あるとき外来に定期健診に来たYさんが、毎日の散歩で新しい発見があるという話をしてくれました。タクシー運転手として熊本の道を知り尽くしていると思っていたのに、自分の足で歩いてみると、新しいお店を発見したり、季節ごとに違う花を見つけたりしてすごく楽しいのだそうです。

誇りをもって働いていたタクシーの仕事ができなくなり、落ち込んでいても不思議はありませんが、Yさんが悲観的にならずに今できることを楽しんでいることに感心させられました。

80歳目前で、初めての富士登山を果たしたAさん

Aさんは75歳のときに脳梗塞を発症しました。一命はとりとめましたが、体の左側に軽い麻痺が残ってしまいました。病院での治療とリハビリを終えたAさんは帰宅後、再発予防のために家の周囲を歩くことにしたのです。

そのうちにAさんの心のなかには、このままで人生を終えたくないという思いが芽生え、何か目標をもって挑戦したいと思うようになります。Aさんが立てた目標は富士山登頂です。Aさんはもともとスポーツも登山の経験もまったくなかったそうですが、どうせやるなら日本一の霊峰・富士山を目指そうと意を決しました。

ただし病気で軽い麻痺が残っている身で、登山の経験もない自分がいきなり「富士山に登る」と言えば、家族に強く反対されることは目に見えています。そこで富士登山に耐え得る体力や技術があるという実績をつくり、周囲の理解を得るためにもトレーニングを積むことにしました。

Aさんは計画を、①歩行距離を5〜10㎞へと延ばす、②階段や坂を上り下りする練習をする、③毎日、花岡山（標高約130ｍ）に登る、④心臓破りの坂のある金峰山（標高665ｍ）で自信をつける、という具合に段階的に進めていきました。そして計画を

立ててから実に4年後の79歳の夏、ついに周囲にも目標を伝えたうえで、Aさんは念願の富士山登頂を果たしたのです。富士山の山頂から見た朝日は本当にすばらしかったということです。

Aさんは80代半ばになった今も元気で、むしろ以前より若々しい印象です。登山も続けながら「まだまだ長生きするつもりです」と話しています。

病気をしたあとは誰でも気分が落ち込むものですが、YさんやAさんと話していて、どこかで気を取り直してまた立ち上がり、諦めずにそれを繰り返していくのが、高齢期を生きることなのではないかと感じています。

コラム

更年期女性の支援のために始まった健康講座「おりひめの会」

私のクリニックでは、女医である院長を中心に「おりひめの会」という一般の人も参加できる健康講座を定期的に開催しています。発足は20年以上前の1999年7月7日、更年期女性の支援のために立ち上げたのがこの会の名前の由来です。

更年期を迎える閉経前後の5年というのは、家庭や社会のなかでの立場や状況がさまざまに変化します。子や孫の育児・教育負担、親の介護負担の発生、自身の閉経なども相まって、心身に大きなストレスがかかる時期です。その更年期の悩みやつらさをともに分かち合う場、そして家族の健康を預かることが多い女性が集まり、さまざまな情報交換をする場として、年に5回程度開催しています。

もともとは更年期に関する体や心の変化についての知識や、更年期に多い不調の乗り越え方などをテーマにしていましたが、人生100年といわれるようになった最近ではさらに視野を広げ、高齢期の生き方や地域医療、看取りなどに関わるテーマも多く取り上げています。例えば次のようなテーマが特に好評でした。
「知らないと大変、地域包括ケア」（２０１７年11月８日）
「どんとこい認知症！　～安心して暮らし続けるために～」（２０１８年７月４日）
「介護・老後について考える　～今のうちに備えよう～」（２０１８年11月14日）
「自分の最期は自分で決める　～人生会議ってなあに～」（２０１９年11月13日）
「理想的な介護とは　～さまざまな視点から～」（２０２２年11月30日）
２０２０年初頭からのコロナ禍では、集会を見合わせざるを得ない時期がありましたが、２０２２年からはオンラインでの参加も可能になりました。テーマによっては更年期世代の女性だけに限らず、幅広い世代や男性にも役立つ内容となっています。
今後も、高齢期をアクティブに過ごす健康管理や来る介護への備え等、人生後半を充実させるために役立つ情報提供を続けていきたいと思っています。

第4章

最期まで自分らしく生きるために

家族や地域の人々との関係を見直す

家庭や地域にあなたの「居場所」はあるか？

シニア世代が自分らしく生きたいと思うとき、家庭や地域社会のなかにその人の居場所があることがとても大事になります。同じシニアでも女性たちは、家庭や地域にその人なりの居場所を築いている人が多いように感じます。家庭においては主婦として家計を運営し、家族の生活や健康を管理するなど家族のなかのキーパーソンであることが多いのが女性たちです。また地域においても子育て等を通じた交流もありますし、趣味や習い事などに出掛けてアクティブに過ごしている人も多く、地域活動や仲間づくりも活発な傾向があります。

一方、気がかりなのは高齢の男性たちです。私のクリニックはＪＲ熊本駅のすぐ近くにあり、会社勤めの人が多い地域です。外来診療や健診などの機会に定年前後の男性たちと話をする機会も多くありますが、男性は在職中には職場のなかでのつながりはあるものの、職場を退職すると、それ以外のつながりがほとんどない人が少なくありません。家庭のなかでは妻に生活のほとんどを依存したままで、地域に出ていこうにもどうやって居場所を見つければいいか分からないという男性たちが多い気がします。

内閣府が発表した「高齢者の日常生活・地域社会への参加に関する調査」(令和3年度)によると、「自分には人との付き合いがないと感じることがあるか」との問いに対し、9・3%が「常にある」、30・7%が「時々ある」と回答し、約4割が「感じることがある」との結果になりました。なかでも、男性の60〜64歳は「常にある」との回答が16・2%にのぼり、男性平均10・9%、女性平均7・9%と比べても高いことが分かります。

また「自分は取り残されていると感じることがあるか」との問いに対し、75〜79歳の女性の31・8%は「決してない」と回答する一方、60〜64歳の男性の25・0%は「時々ある」と答えています。「自分は他の人たちから孤立していると感じることはあるか」との問いには、75〜79歳の女性の31・8%は「決してない」と答えているのに対し、60〜64歳の男性の24・0%は「時々ある」と回答しています。

年齢から推測すると、60〜64歳は定年退職を迎える時期と重なります。これまで生活の中心だった仕事から離れ、次にやってみたいことがなかなか見つからず、自分の居場所を見いだせずにいるのかもしれません。何かあったときに支え合ったり、助け合ったりできる人間関係があり、人とのつながりのなかで心地よく過ごすことができるのが、本当の意味でのその人の居場所です。そうした居場所となるような人間関係があるか否かが、高齢期のＱＯＬ（生活の質・人生の質）に大きく関わってきます。

「年をとって、わずらわしい人間関係なんてごめんだ」「自分は一人がいい。一人でも自立して生きていける」という考えの人もいますが、人生の最終盤には人の支援を受けるようになる時期がやってきます。本人が孤独死でかまわないと考えていても、一人で棺桶に入ることはできません。

そこはへんなプライドや見栄にこだわらず、頭と心を柔らかくしてまわりの人とのつながりを築いていく努力が必要です。高齢期こそ家族のような近いつながりも、地域をはじめとした家族外のつながりも大事にするべきなのです。

今のうちに見直しておきたい、家庭のなかの「居場所」

◆自分の身の回りのことは自分でするのが大前提

家庭のなかの居場所ということでいえば、子どもが独立して夫婦二人で暮らしている高齢者は、あらためて夫婦の生活や二人の関係を見直すことが大切になります。高齢の男性で1日3食の食事をはじめ、家事はすべて妻まかせだったという人は、自分で身の回りの家事をすることに挑戦するなど、できることから始めてみるべきです。

現役時代と変わらず、自分は妻に世話をしてもらうのが当たり前という感覚でいると、妻にとってはただ手間のかかるお荷物になってしまいます。また年をとれば、夫婦二人のどちらが先に病気や要介護になるか分かりません。高齢期に自立して生きるためには、男女を問わず、自分自身の身の回りのことは自分でできるということが大前提になります。

私のクリニックで実施している健康講座「おりひめの会」の参加者を見ていても、女性は自分の先々のことに関心が高い人が多いのに対し、男性は自分の将来を具体的に考えられない人が見受けられます。それは年をとってからの細々とした生活の実態やその苦労をよく知らないからではないかと想像します。

食事を自分で用意するとなれば、毎日献立を考え、家にある食材を確認して足りないものを買いに出掛け、調理をし、余った食材の保管に気を配り、食後には食器を洗って後片付けをするという段取りをスムーズにこなしていかなければなりません。掃除や洗濯にしても、着手してから作業終了まではさまざまな工程があります。

こうした一連の家事を自分でやってみれば、心身がいよいよ弱って思うようにできなくなったときにどうするかという未来を、より具体的に考えられるようになります。

これまで家事をほとんどしてこなかった人は、家事のやり方や必要な道具がどこにあるかを確認するところからのスタートになりますが、家事のスキルは人生100年を支える必須の基礎力です。妻に教えてもらいながら、少しずつでもできる家事を増やしておくに越したことはありません。最近は「男の料理教室」なども増えていますから、そうした教室や講習会に通うのも一案です。料理の腕が上がるだけでなく仲間づくりにも役立ちそうです。ほかにインターネットの動画でも料理や家事のスキルがたくさん公開されていますから、そうした動画を参考に家事の腕を磨いていくのも楽しそうです。

妻たちは、夫が家事に手を出すのをかえって面倒がるような態度は出さないようにして、必要な情報やアドバイスを伝え、気長に見守ってあげる態度が求められます。妻が外出や入院などで家を空けざるを得ないときに、自分の食事くらいサッとつくれる夫になってくれれば、妻にとっても先々の安心になるはずです。

◆シニア世代は外面《そとづら》よりも〝内面《うちづら》〟を大切に

夫婦の関係も多くの場合、見直しが必要です。男は外で働いて女は家を守るものだという価値観が通用するのは定年までです。体面を気にする男性は、外ではいい顔をしていても家では不愛想という人が珍しくありませんが、夫婦でいる時間が長くなるシニア期に大事なのは、外面よりも内面です。

夫が外へ出て仕事に邁進してきた期間、妻は妻で家事や子育て、双方の両親の世話、人によっては仕事も含めて、たくさんの役割を担ってきています。お互いに「家族のためにご苦労さまでした」「これまで支えてくれてありがとう」「これからもよろしくお願いします」という気持ちを言葉や態度で表すようにしたいものです。

お互いに感謝を伝えるというときに注意したいのは、男性は少々一人よがりになりがちだという点です。男性のほうでは、妻に苦労をかけたお礼に夫婦でのんびり旅行を楽しもうと計画していても、妻は夫と二人で出掛けるより、地域の友人たちと趣味の活動をしていたいという場合もあります。また夫は退職を機に故郷でのんびり暮らしたいと思っているのに対し、妻は転居をするなら独立した子どもが住む地域の近くを希望するなど、思い描く老後の暮らしに食い違いがあるケースも少なくありません。

夫婦のどちらか一方が自分の考えを押し付けるのではなく、相手の気持ちにも謙虚に耳を傾け、夫婦それぞれが自分らしく生きるためにどうするのがいいのか、率直に話し合うことが大切です。

妻・夫に感謝を伝えるといっても今さら気恥ずかしいし、なかなか素直に話せそうにないということはよくある話ですが、これからまだ長い時間をともに過ごすからには、お互いに良好な関係であろうとする努力を惜しむべきではありません。面と向かって改まった話をするのが照れくさいのであれば、夫婦で一緒にできることを探して取り組めば、そのなかで自然と会話が生まれます。

例えば、私のクリニックに通っているHさん夫妻はよく旅行に出掛けます。70代のとても仲のいい夫婦で、夫婦円満の秘訣を聞いたところ、そのことを話してくれました。それもただの観光地への旅行ではなく、家族のアルバムの写真を見て、若いときに出掛けた場所をもう一度訪れ、同じ場所でもう一度写真撮影をするのを目的にしているとのことです。夫婦や家族の思い出の場所を再び訪れてみることで、「あのときはこうだったね」と夫婦の会話も弾みますし、何より気持ちが若返るのだと、楽しそうに教えてくれました。

家族の歴史を振り返り若い頃を思い出すことは、お互いに素直な気持ちで会話を弾ませるのに向いています。また昔を思い出して懐かしむことは「回想法」といって、脳を活性化する作用があることも知られています。楽しい時間を共有して夫婦の絆を深めながら、心身の健康づくりにもなるすてきな活動です。

◆親子の間では、混乱を増やさないように配慮

親子の関係についても、高齢期ならではの距離感を考えておく必要があります。今の時代は、なるべく子どもに迷惑をかけたくないと考える高齢者が大半です。健康なときはもちろん、夫婦のどちらかが要介護になっても、子どもたちと同居せず二人で生活をしている場合が多いと思います。

問題は高齢者が一人になったときです。元気なうちは一人が気楽といっていても、体や頭が弱ってくると、一人では心配だということになり、子ども世帯と同居を始めるケースがあります。子どもや孫と一緒に住めば寂しくないし、いざというときにも安心だからだと思います。実際に同居してよかったという家族もいるとは思いますが、現実にはそうならないケースもあります。子ども世帯との同居が、むしろ高齢期の幸福度を

下げる場合があることも知っておくべきです。

子どもとの同居・別居の高齢者の幸福度を調べた調査では、最も幸福度が高くなったのは意外にも「一人暮らし」です。反対に、最も幸福度が低いのは子ども世帯と「途中から同居」した場合です。幸福度の順に並べると次のような図式になります。

高齢期の幸福度の高さ
一人暮らし ＞ 最初から同居 ＞ 途中から同居

「一人暮らし」の幸福度が高いのは、多少体が不自由になってきても家族に気兼ねすることなく、好きなものを食べて自分のペースで暮らせる快適さがあるからです。

「最初から同居」というのは、結婚や出産などで子ども世帯が新居をもつときに同居を始めるパターンです。この場合、親の年齢もまだ若いですし、家事のフォローや幼い孫の世話などで親が子世帯に関わる時間も多くなります。そうして時間をかけて家族や地域になじんでいれば、同居後も自分らしい生活を送りやすくなるはずです。

ただし、子どもやその配偶者（特に息子の妻）との関係がうまくいかなければ、幸福度も下がってしまいます。特に病気や要介護になったときに親子の関係が変わることもあり得ます。

最も注意が必要なのは、要介護になってからの「途中からの同居」です。この場合、すでに子ども世帯の家族関係や生活が出来上っているなかに高齢者が入ることになり、生活のペースが合わず、居心地の悪い思いをしがちです。特に高齢の親が住み慣れた実家を離れて子ども世帯に引き取られた場合、ちょっとした愚痴をこぼせるような地域の友人も失ってしまいます。いつも子ども世帯に気を使い、弱った自分をお荷物のように感じてしまい、自宅であっても居場所がないという孤独感にさいなまれる高齢者もいます。

こうしたリスクを避けるには、元気なときから、将来の暮らしについて子どもと話をしておくことが重要です。「将来一人になっても自宅で生活がしたい」「介護が必要になったときは介護保険サービスに世話になるつもりだ」と、希望を話しておくだけでも十分です。「離れて住んでいても、必要なときに家族の窓口として対応をしてくれればあり難い」と伝えておけば、子どもも介護についてのイメージをもてます。

親思いの真面目な子どもほど、親の老いにショックを受け、親を呼び寄せて同居するか、自分が仕事を辞めて面倒を見るしかないと思い詰めてしまいます。そういう混乱を減らすためにも話し合いは重要です。よく子どもに余計な心配をさせまいと元気なふりを続けて、病気や介護といった話題を避けてしまう高齢者は少なくありませんが、そういう対応は逆に混乱や不幸を招くだけです。子どもに迷惑をかけず、なおかつ最期まで自分らしく暮らすには、日頃からのコミュニケーションが鍵になります。

子どもにきょうだいがいる場合は、きょうだい間でも介護の考えが異なり対立することはままあります。できれば、きょうだい全員に親の方針を伝えておくのが理想です。

なかには子どもとの関係がうまくいかず疎遠になっている家庭もありますが、医療・介護が必要になったとき、現在の日本では家族の意向が強く働きます。もつれてしまった関係をほぐすにはそれなりの時間が必要ですから、可能ならば元気なうちに、親子の関係を取り戻す努力を始めておくべきなのです。

地域でも、自分の「居場所」となる仲間づくりを

◆地域の人との助け合いで、頼り頼られる関係に

家族や頼れる身内がいない人は、自ら積極的に動いて地域の人とのつながりをつくっていくことが重要になります。趣味やボランティア、地域活動などに参加できる人はどんどん参加することで、自分につながる人の輪を広げていくことができます。

そういう集まりが苦手だという人は、特定の少数の相手でいいので、何かあったら声を掛け合えるような知人・友人をつくっておくというだけで安心感はかなり違います。そのためには誰かが声を掛けてくれるのを待つだけでなく、自分からも進んで人に声を掛けることが必要です。

朝、ゴミを出しに行くときに地域の人にばったり会ったら気持ちよくあいさつをするとか、周囲の掃除をしている人がいたら手伝おうかと提案をしてみるなど、自分から心を開いて、自分にできるちょっとした貢献をしていけば地域の人に受け入れられていきます。1回挑戦してうまくいかなくても諦めてはいけません。地域の人にも当然いろいろな人がいますし、気が合う人もいれば合わない人もいるものです。失敗を恐れずに自

分から動いてみて、身近なところで頼り頼られる関係を築いていくといつの間にか輪が広がり、地域における心地よい居場所ができていきます。

年をとって一人でいると、しみじみと孤独を感じ入るような時間があります。この先自分はどうなるのかを考えると不安で眠れない夜もあります。そういうときに気軽に声を掛け合える仲間、ときどき一緒に食事をしたりできる友人が少数でもいることは、本当に大切なことです。

また地域の人とつながりがあると、いろいろな地域情報が耳に入りやすくなります。どこのクリニックが評判がいいかとか、困ったことは役所に相談すれば教えてもらえるとか、親類がお世話になった高齢者施設の対応が良かったなど、地域の具体的な情報に触れることで必要な支援にもつながりやすくなります。

◆介護・支援の拠点となる「地域包括支援センター」

家族がいる人もそうでない人も、地域のつながりをつくるという点では「地域包括支援センター」を利用することはとても重要です。すでに要支援・要介護の認定を受けている人はいいですが、これまで比較的健康に恵まれ、まだ介護等の相談をしたことがないというシニアは一度、住んでいる自治体の地域包括支援センターを訪ねておくと、もしものときのための備えになります。

地域包括支援センターとは医療・介護をはじめ、高齢者の暮らし全般を地域でサポートするための施設です。全国の市区町村に5000施設以上あり、およそ公立中学校の学区に一つくらいの割合で設置されています。地域によっては「高齢者相談センター」「シニアサポートセンター」といった名称のこともあります。私のクリニックがある熊本市では、「熊本市高齢者支援センターささえりあ（地域包括支援センター）」という名称で、市内だけで27施設があります。

地域包括支援センターで行っている業務は、主に次の4つです。

・総合相談支援業務（高齢者の生活上の困りごとに対して、総合的に相談にのる）
・権利擁護業務（詐欺や悪徳商法などの被害、虐待などから高齢者の権利を守る）
・包括的・継続的ケアマネジメント支援業務（地域のケアマネジャーの支援）
・介護予防ケアマネジメント業務（要支援1～2の高齢者に介護予防ケアプランをつくる、要支援・要介護になる恐れのある人に介護予防教室等を実施）

図表15　地域包括支援センターの業務

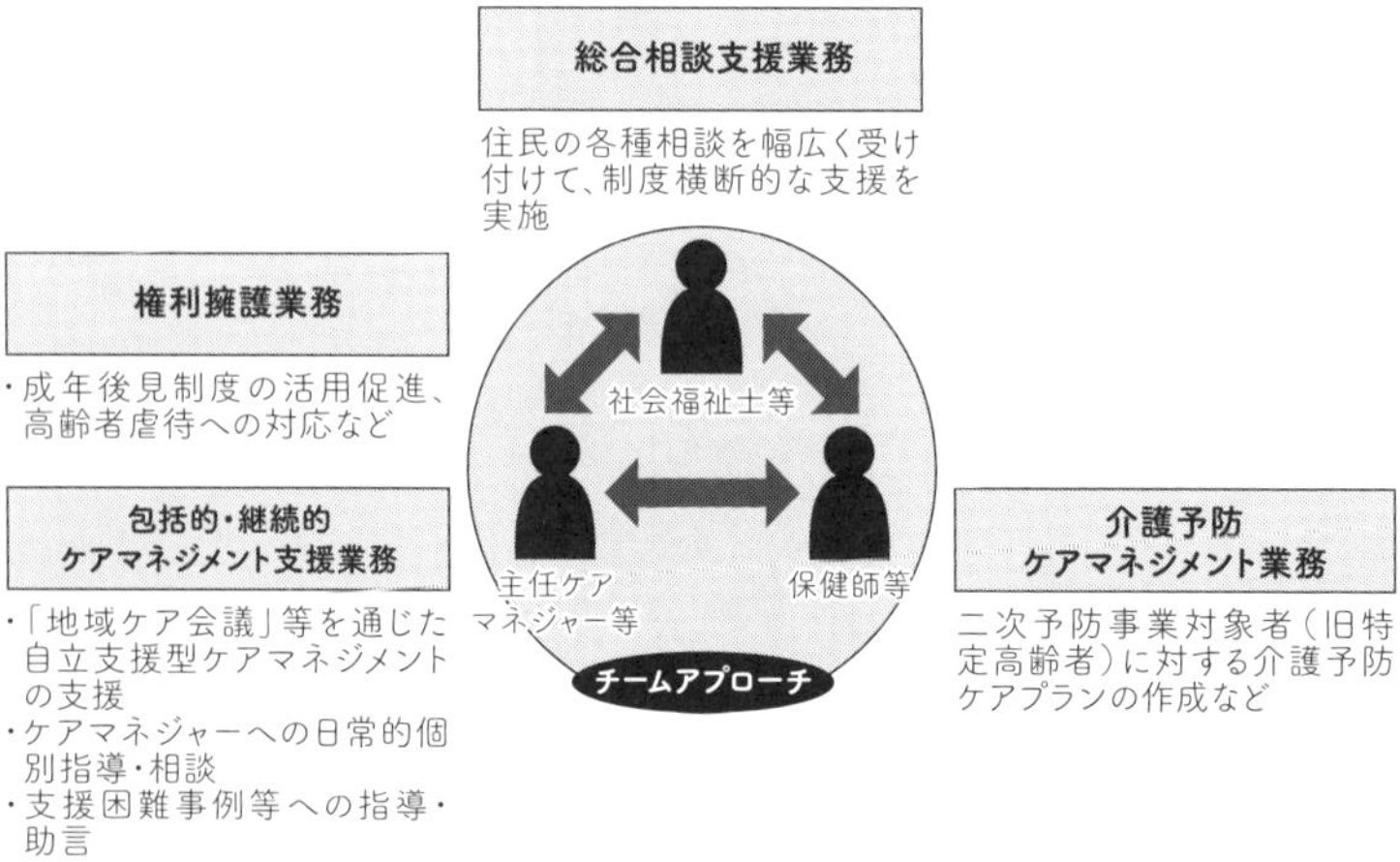

出典：厚生労働省HP「福祉・介護 地域包括ケアシステム」を基に作成

地域包括支援センターには、社会福祉士、主任ケアマネジャー、保健師といった専門職が配置されていて、それぞれが専門性を発揮しながらチームとして業務にあたっています。65歳以上の高齢者と、高齢者支援の活動に関わっている人（高齢者の家族や介護の関係者など）は無料で相談をすることができます。

病気や骨折などで介護保険の申請をしたいという場合はもちろん、体力が落ちて生活に不安が出てきた、足腰が弱って今まで通っていた病院への通院がつらくなった、虐待にあった、詐欺の被害にあったかもしれないといったときは、最寄りの地域包括支援センターへ相談をすることができます。

なお本人の判断力が落ちている場合、子どもなど家族が代わって、親の住んでいる自治体の地域包括支援センターへ連絡し、相談することができます。

◆認知症になったときの財産管理には「成年後見制度」

高齢期の生活の不安のなかでも財産の管理や重要な契約については「成年後見制度」について知っておくことも重要です。成年後見制度とは、認知症などによって判断能力が不十分になった人に代わり、財産管理や契約の締結などを行う人を選ぶ制度です。

高齢者が認知症になった場合、たとえ配偶者や子どもでも本人に代わって預貯金の解約などを行うことはできません。また高齢者が施設に入るために自宅を売却したいと思っても、やはり本人でないと売買契約を行えないといった問題があります。こうした財産管理や契約を本人に代わって行うのが成年後見人です。成年後見人になれるのは配偶者や子どもなどの親族のほか、司法書士や弁護士、社会福祉士、税理士といった専門家です。

図表16　成年後見制度開始の原因と動機

成年後見制度の開始原因別割合

開始の原因	割合
認知症	63.7%
知的障害	9.6%
統合失調症	9.1%
高次脳機能障害	4.4%
遷延性意識障害	0.8%
その他	12.4%

※その他には発達障害やうつ病、双極性障害、アルコール依存症・てんかんによる障害などが含まれる。

成年後見制度申し立ての動機

動機	割合
預貯金などの管理や解約	32.9%
身上保護	24.4%
介護保険契約	13.6%
不動産の処分	11.6%
相続手続	8.3%
保険金受取	5.1%
訴訟手続等	1.9%
その他	2.3%

出典：最高裁判所事務総局家庭局「成年後見関係事件の概況」（2021年）を基に作成

近年、認知症高齢者の増加に伴い、成年後見制度を利用する人は増加しています。頼れる親族がいない人はもちろん、家族がいても専門家を後見人に選ぶケースが増えているのが最近の傾向です。配偶者がいても高齢で子どもは遠方に住んでいる家庭が多いこと、また親族を後見人にしたことによる相続トラブルになるのを避けたいといった理由が見られます。

各自治体でも、成年後見制度を活用しやすくするための対策を打ち出しています。熊本市には熊本市成年後見支援センターが設置されていますし、ほかの自治体でも成年後見センター、あんしんサポート相談室といった名称で窓口を設け、相談体制を強化しています。

認知症や脳卒中を発症後、買い物でお金の出し入れが難しくなってきた、通帳や印鑑、大事な書類をどこにしまったか分からなくなった、あるいは将来、認知症になった場合に備えておきたいというときには、住んでいる自治体の成年後見支援センターで相談するのがよいと思います。窓口がよく分からないときは前項の地域包括支援センターに問い合わせても、ふさわしい担当者につないでもらえます。

◆上手に支援を受ける「受援力」をつけておく

家族でも地域でも、高齢期になって人とのつながりを築くには、自分ができることをして他者に貢献することが重要です。しかし正確にいうと、それだけでは不十分です。高齢期には自分ができることをすると同時に、支援が必要になったときにはそれを快く受け入れる素直な心も必要です。上手に人からの支援を受ける力、いわば「受援力」を養っておくことも大切だと私は痛感しています。

高齢者のなかには、人からの援助を受け入れたがらない人がいます。小さなことでいえば、電車内で若い人から席を譲られたときに、余計なことをするな！と怒るようなタイプです。見知らぬ人から年寄り扱いをされてプライドが傷つくということなのかもしれませんが、いつもそういう不機嫌な態度でいれば、いつの間にかまわりに人が寄り付かなくなります。

また、介護が必要な段階なのに、地域包括支援センターや介護保険サービスの支援を拒んでしまう人もいます。まだ自分でできるから大丈夫だと言い続ける人もいますし、他人が家に上がるのを嫌がる人や他人の世話になるのを恥だと思う人もいます。

できる限り自分のことは自分でしたいという気概は立派なのですが、支援を拒んでいて一人でフレイルや孤独死に陥る高齢者が、地域医療でもたいへん大きな問題になっています。なかには地域の民生委員やケアマネジャーが高齢者宅を繰り返し訪問し、なんとか支援につなげようと試みても、暴言をはいて関係者を疲弊させている例もあります。これでは高齢者本人も、関わるまわりの人も誰も幸せになりません。どこまでも人には頼らないと意地を張るのではなく、人を頼るときがきたら、大いに頼ればいいのです。そして人に何かをしてもらったら、きちんと感謝を伝えることです。

介護を受ける側になったら、人にしてもらうばかりで情けない、申し訳ないと考える必要はありません。感謝を示して笑顔を見せれば、支援をする側の人は勇気づけられ、人を支える仕事の喜びを実感できます。支えられる側の高齢者の一言が、支える側の若い世代を育てている面もあるのです。

体が不自由になっても、人との関わりのなかでできることはまだあります。少々の不調があってもなるべく機嫌よく過ごすというだけで、周囲にいる人たちの気持ちは違うものです。また、人から援助を受けたら感謝の言葉を惜しまずに伝えれば、次に何かあったときにも良い関係を保つことができます。そうして男女を問わず〝柔らかく〟年をとっていくことが、人生100年時代に身につけておきたい、生きる知恵なのです。

高齢期の住まいは、介護や看取りを想定して検討

◆どんな住まいを選ぶかでも、高齢期の生活は変わる

身の回りの人間関係、すなわち人的な環境だけでなく、どのような住まいで生活するかという住居の環境によっても高齢期のQOLは変わります。高齢者の一人暮らしが増えるに従い、近年は住まいの選択肢も多様になっています。考えておきたいことは、病気や加齢によって健康状態が変わったときに生活が続けられるか、そこで受けられる医

療・介護はどのようなものか、看取りに対応しているか否かといった点です。

おそらく持ち家の人では、家族の思い出のある自宅でずっと過ごしたいという人が多いと思います。自分らしく過ごせる場所といえば、住み慣れた自宅に勝るものはありません。ただし最期まで自宅で過ごすためには、地域の医療・介護サービスとつながっておくことが重要です。手すりの設置のような住宅改修が必要なときは、介護保険で補助が受けられます。要介護になっても自宅で安全に暮らせるように準備をしていくことが大切です。

一方、賃貸住宅の人や今の住居で生活を続けるのが困難な人、子どもや親族の住む地域に転居をしたい人などは、高齢者施設が選択肢になってきます。高齢者施設にはさまざまなタイプがあり、公的な施設と民間の高齢者住宅でも異なりますし、そこでの生活のしかた、受けられる医療・介護、必要な費用などにはそれぞれ違いがあります。

施設によっては元気なときには快適な生活ができても、要介護度が高くなったときや、認知症が進行したときには施設で生活を続けられなくなる場合もあります。ホテルのような豪華な食事や充実したアメニティを売りにしている施設もありますが、先々の変化を想定して要介護になったときにどうするか、看取りや最終段階のケアはどうか、費用の負担は無理がないのか等、よく調べて選ぶことが大事です。

80～90代になって体力や判断力が落ちてから住居探しをするのは大変です。元気なうちに施設見学に出掛けたり、家族や身近な人に住まいについての希望を伝えたりしておくとより安心です。

◆介護のための住宅改修は介護保険サービスで費用補助

自宅でも特に一戸建ては、マンションのような集合住宅に比べて段差が多いという特徴があります。また若いときに建てた戸建ては玄関やトイレ、浴室などに手すりがなく、足腰が弱ったときに暮らしにくい場合があります。

またシニアが長年住んでいる家は、物が多い傾向もあります。いろいろなものを買いためて通路に段ボール箱が積んであったり、家電のコードがあちこちに延びていたりすると、つまずいて転倒するリスクも高まります。

自宅で最期まで過ごしたい場合は、こうしたリスクを減らして安全に暮らせる環境を整えていく必要があります。家の中は整理整頓をし、つまずくような足元の物は片付けます。照明が薄暗いところは明るくし、滑りやすい敷物は撤去するか滑りにくいものに変更します。地域包括支援センターには高齢者の住環境について相談できる専門家もいますから、そこから助言を得ることもできます。

また要介護認定を受けている人は、介護保険サービスで次のような住宅改修の補助を受けられます。補助額は原則20万円（ただし、実際にかかった費用の1割は自己負担とされており、利用者の所得によっては2〜3割の場合もある）が上限ですが、自治体によって独自の助成や低利の貸付を行っているところもあるので確認が必要です。

・手すりの取りつけ
・段差の解消
・滑りの防止および移動の円滑化などのための床材の変更
・引き戸などへの扉の取り換え、引き戸の新設・撤去
・洋式便器などへの便器の取り換え
・その他、各工事に付帯して必要な工事

◆高齢者施設は、公的・民間で多様なタイプがある

高齢者施設は、大きく介護保険で入れる公的な施設と、民間の施設とに大別されま

す。介護保険で入居できる施設には「介護老人福祉施設（特別養護老人ホーム）」「介護老人保健施設（老健）」「介護療養型医療施設（介護医療院）」の3つがあります。

このうち介護老人保健施設（老健）は病後のリハビリを重視した施設であり、介護療養型医療施設（療養型病院）は病院ですから、住まいと呼べるのは介護老人福祉施設（特別養護老人ホーム）になります。

民間の高齢者施設では住居の機能を重視したものと、介護や認知症ケアを重視したものなどがあります。入居金や月々の生活費は施設により、かなり幅があります。

・特別養護老人ホーム……介護保険の施設で、要介護3～5の人が対象

略して「特養」と呼ばれる介護保険施設です。現在、特養に入れるのは原則として要介護3～5の人が対象です。介護保険を使って少ない負担で生活介護から看取りまでに対応してもらえるため、全国的に入居希望者が多く、待機者として入居を待っている人が多数います。医療面の対応は施設によって異なり、夜間に看護師が不在の施設では医療的ケアが必要な人は入居できないケースがあります。

・住宅型有料老人ホーム……イベントやレクリエーションが豊富

自立した人から要介護の人までが入居できる民間の老人ホームです。買い物代行などの生活支援を受けられる、生活を楽しむためのイベントやレクリエーションが多いといった点が特徴です。医療・介護が必要なときは外部の在宅医療を利用することになります。認知症が重度になると生活できなくなるケースもあり、看取り対応も施設によります。

・介護付き有料老人ホーム……医療・介護が充実しているのが特徴

医療・介護を重視した民間の老人ホームです。看護師が夜間にも常駐して24時間の手厚い看護・介護サービスが受けられるのが特徴です。重い認知症のケアや看取りにも対応していますが、看護・介護体制が充実している分、入居金や月々の生活費の負担は高くなります。

・サービス付き高齢者向け住宅……自宅のように生活の自由度が高い

サービス付き高齢者向け住宅は、安否確認と生活相談を受けられる民間の高齢者向けの住宅で「サ高住」とも呼ばれます。ある程度、自立した生活ができるものの一人暮らしが不安な人などが対象です。外出や外泊、食事などの自由度が高いのが特徴ですが、医療・介護が必要なときは一般型のサ高住では外部サービスを利用、介護型（特定施設）では提携スタッフが看護・介護をすることになります。

・グループホーム……認知症の高齢者が共同で生活をする

認知症の高齢者が少人数で、専門職員の支援を受けながら共同生活をする施設です。グループホームは介護保険の地域密着型サービスの一つで、その地域に住民票があることが入居の条件です。費用負担は少ないですが、希望の時期に空きがなければ入居できない場合もあります。

第5章

理想の逝き方へ導く伴走者

長く付き合えるかかりつけ医を見つける

高齢期こそ、医療との付き合い方を考える

年をとるにつれ、すべての人には例外なくさまざまな身体的変化が起こります。残念ながら、これは生物として避けられない事実です。例えば私たちの健康を支えている臓器一つひとつの働きも、少しずつ低下します。心臓や血管が弱れば高血圧や不整脈、心不全といった病気が起こりやすくなります。肺や気管支といった呼吸器の働きが落ちると、少し動くだけでも疲れます。こうした老化とともに喫煙などの良くない生活習慣が重なれば、ＣＯＰＤ（慢性閉塞性肺疾患）のような慢性疾患が増えます。

ほかにも消化器系が弱れば胃腸の不調が出てきますし、泌尿器系では排尿困難や夜間頻尿、尿失禁などの症状もよく見られます。筋・骨格系でいえば、関節痛や変形性関節症、骨粗鬆症が多くなります。感覚器である目や耳、舌などの衰えもあります。

こうした疾患・不調を一つではなくいくつも抱えているのが、一般的な高齢者の姿です。そのため一般的な傾向としては、高齢になるほど受診している医療機関の数も、受診の頻度も多くなるものです。

年代別の国民医療費にもそれが表れています。コロナ禍前の２０１９年の国民医療費

で見ると、65歳未満の年間医療費は19万1900円なのに対し、65歳以上の年間医療費は75万4200円と約4倍に急増します。さらに70歳以上では83万5100円、75歳以上では93万6000円となり、70代後半以降には1年の医療費が100万円に迫っています。

国民医療費とは、保険診療の対象となった診療費や薬の調剤費、入院治療費などの総額で、自己負担額はこの1~3割です。しかし、国民皆保険があることを喜んでばかりはいられません。医療費の残る7~9割がどこから出ているかといえば、国民の税金や保険料からなる社会保障費です。このまま際限なく医療費を使い続けていれば、少子高齢化が進むわが国の財政は立ち行かなくなります。

もちろん具合が悪くなったときに、必要な医療を受けられることは大切なことです。しかし、本当は必要のないことまで医療に頼り過ぎていないか、時に振り返ってみることも重要です。小さな不調を気に病んで次々に病院を受診し、たくさんの薬をもらって安心している人も少なくないと感じます。それよりも、自分のペースで暮らして大きな苦痛もなければそれでいいと大らかな気持ちでいるほうが逆にストレスが減り、健康寿命を延ばすこともあります。

また高齢期には、病院との付き合い方にも若い頃とは違う注意が必要になってきます。ちょっとした入院を機に自宅に戻れなくなり、不幸な最期につながるケースは少なくありません。そうならないために高齢期の医療について学んでおくことが大切です。

高齢期には大病院から地域医療へシフトを

◆高齢者が家に帰れなくなる病院医療ルートとは

高齢期の適切な医療を考えるためには、医療機関ごとの役割やそこで受けられる医療について基本的な知識はもっておくべきです。誰でも何か不調があったときは病院や近くのクリニックを受診するわけですが、こうした医療機関は病床、つまり入院するベッドの数によって「病院」と「診療所」に分けられます。20床以上の入院施設をもつのが病院で、19床以下が診療所です。市民病院、総合病院、大学病院など、多くの診療科がある大きい医療機関が病院です。入院施設をもたないか、もっていても数が少ない診療所やクリニック、いわゆる町医者と呼ばれるような医療機関が診療所という分類になります。

病院の最大の役割とは、病気やけがを負った人を効率的・集中的に治療して早期に社会復帰を促すことです。病院は全国に8193施設あり、このうち一般病院が7138施設、精神科病院が1055施設です。熊本県でいえば病院は206施設あります(2022年2月時点)。

しかし近年、高齢患者が増えるに従い、初期の治療だけで早期に社会に戻れる人が少なくなり、入院治療が長期化するようになっています。長期入院患者で病床がいっぱいになれば、新しい患者の受け入れも難しくなってしまいます。

そこで地域の各病院が役割を分担し、患者にそのときどきで必要な医療を提供する地域医療構想が進められています。それによって最近では、一般病院の病床は次の4つの役割に分けられています(出典：厚生労働省資料等)。

・高度急性期機能……急性期の患者に対し、状態の早期安定化に向けて、診療密度が特に高い医療を提供する機能。具体的には救命救急病棟やICU(集中治療室)などを指します。特に重症度、緊急度が高い患者への対応を行うものです。

・急性期機能……急性期の患者に対し、状態の早期安定化に向けて、医療を提供する機能。病気が始まって間もなく、容体が不安定な時期の医療です。救急以外で手術や入院治療を受けるときには多くの場合、急性期病床に入ることになります。基本的に、入院期間は14日前後とされています。

・回復期機能……急性期を経過した患者の在宅復帰に向けて医療やリハビリテーションを提供する機能です。脳卒中や骨折などのあとに、容体は安定してきているものの体力低下や後遺症によって自宅に戻るのが難しい患者のリハビリを行うのが目的です。入院期間は疾患により60～180日です。

・慢性期機能……長期にわたり療養が必要な患者を入院させる機能。重度の障害者や難病などの患者を入院させる機能です。慢性期病床は療養病床ともいわれます。入院期間は3カ月、6カ月などと決まっていることもありますが、何年間も長期にわたって入院療養を続けるケースもあります。

このように病院（病床）の役割が分かれていることで、昨今では病院に入院した場合、入院後に患者の状態が変わったとき、あるいは一定の期間を過ぎたときには転院（または病床の移動）をしながら回復を目指す流れになっています。

例えば、脳卒中を発症して急性期病床に入院した場合、治療が終わって2週間もすれば回復期病床への転院・移動が求められます。若い世代であれば回復期病床でリハビリをして体力や生活機能が回復すれば、自宅に戻る人がほとんどです。

しかし高齢者の場合は、数カ月のリハビリでスムーズに回復できる人は少なくなります。そして回復期病床の退院時期に医師や家族によって在宅で療養ができないと判断されると、さらに慢性期病床や介護老人保健施設（老健）へと移ることになります。こうして何度も転院を繰り返しながら、体や頭が衰えて自宅に戻れなくなる高齢者は少なくありません。

実際には、一定のリハビリを終えたあとに在宅で療養をするという選択肢があります。住み慣れた自宅で生活をすることが自然にリハビリになり、心身の活力を取り戻す高齢者もいます。しかし病院の医師や本人、家族が病院の医療以外を知らないことで、本来なら自宅で療養できる人までいつまでも入院生活を強いられることがあるのです。

図表17　入院医療費（年齢調整後※）と病床数の関係

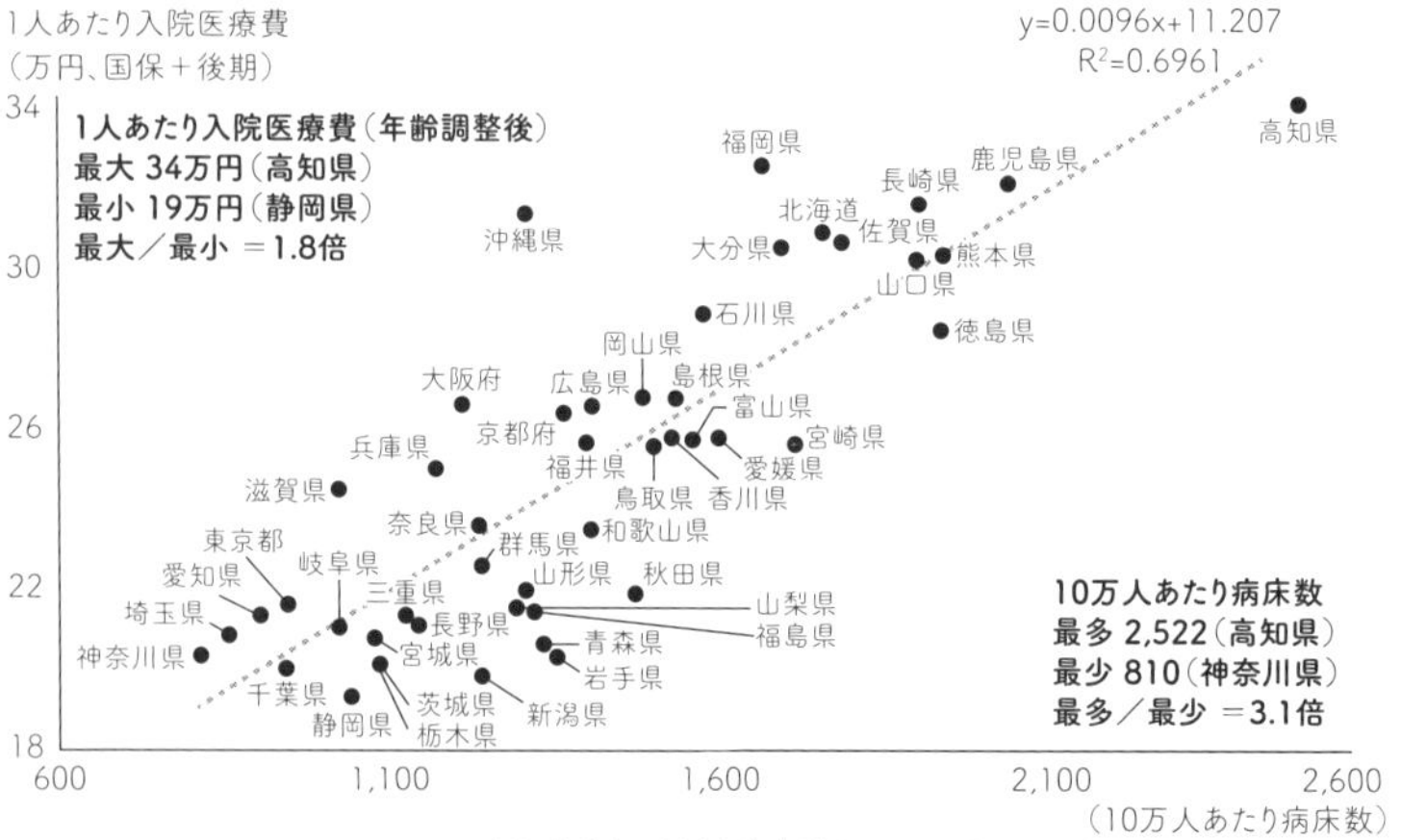

出典：財務省　財政制度審議会財政制度等分科会資料（2018年）を基に作成
※各都道府県の年齢階級別1人あたり医療費を基に、全国の年齢構成と同じと仮定して算出

◆過剰な病院医療が「長生かし・長生かされ」老人をつくる

また最近は、高齢者が救急車で運ばれる救急搬送も全国で急増しています。

総務省のデータによると、2019年には全国の救急搬送数は過去最高の664万件に上り、そのうちの約60％を65歳以上の高齢者が占めています。1980年には年間の救急搬送数は200万件余りですから、この40年で3倍以上に増えています。

高齢者が救急搬送されると、高度急性期機能の救急救命センター等へ運ばれます。そこでは救命のための処置がほぼ自動的に行われます。それが救急救命にあたる医療スタッフの役割、使命だからです。

しかし一命を取り留めても意識が戻らずに、人工呼吸器や経管栄養といった医療によって「生かされる」状態になる人が一定の割合でいます。現在、慢性期病床（療養病床）は全国で28万床ほどありますが、医療によって生かされる寝たきり高齢者が多いのも事実です。

こうした長期の入院患者が増えるほど、医療にかかる費用も膨らみます。実は使用している医療費は地域によって格差があります。図表17からは病床数が多いほど入院医療費も高いという相関が確認できます。つまり病床があるから寝たきり高齢者がつくられやすくなり、延命治療に多額の費用が費やされるという傾向があるということです。

人生の最終盤に意識のないまま、病院のベッドで命を永らえたいと、大多数の人が望んでいるとは思えません。にもかかわらず、本人も望まない過剰な医療によって「長生かし・長生かされ」の高齢者が数多く生み出されています。これは高齢期の人生の充実という点からも、増大する国民医療費の抑制という点からも、看過できない問題です。

◆病院がなくなって病人が減った北海道・夕張市

今の日本のような超高齢社会では病床が多いほど、高齢期を安心して生きられるとは限りません。高齢期の病院との付き合い方を考えるうえで、注目すべき経験をしている自治体があります。それが北海道の夕張市です。

夕張市は353億円もの財政赤字が発覚し、2007年3月6日に財政破綻をしています。それにより、市内唯一の総合病院であった夕張市立総合病院が閉鎖になりました。約170床の総合病院がなくなり、代わりに19床の診療所と40床のリハビリ施設(老健)だけになってしまったのです。

夕張市はもともと炭鉱で栄えた町ですが、近年は若い人たちが流出し、残っているのは高齢者ばかりという典型的な地方の小都市です。夕張市の高齢化率は約54%(夕張市ホームページ 2023年)と、高齢化が進む日本でもトップクラスです。そんな高齢者ばかりの町で総合病院がなくなり、100床以上の病床が減少したのです。

そのため病院で高度医療を受けられず病気が悪化する人、亡くなる人が急増したのではないかと危ぶまれるところですが、実際には、市外に転出する高齢者はほとんどいなかったにもかかわらず、そうした混乱は起こりませんでした。病床が19床になっても医療崩壊といわれるような事態はなく、病院閉鎖の前後で市民の死亡総数や死亡率にも大きな変化がなかったそうです。むしろ心疾患やがん、肺炎などで亡くなる人は減少傾向になり、代わりに増えたのが老衰で亡くなる人だったといいます。

◆自分でできることは自分でするという意識

夕張市民が市民病院閉鎖という危機を乗り越えられたのには、さまざまな要因があります。約170床の総合病院がなくなったあと、高齢化が進む夕張市で残った医師たちがとった作戦は「地域医療」の充実です。診療所での外来診療とともに在宅医療（訪問診療）を増やし、高齢者の生活をサポートするようになりました。地域医療を担う医師が普段から生活に関わっていくことで、高齢者の救急搬送も大きく減ったということです。

診療所では行えない検査や治療が必要なときには、札幌市などの市外の急性期病院と連携する体制もつくられ、そうした取り組みによって、市民病院がなくなっても住み慣れた地域で元気に暮らせる高齢者が増えたのです。

また、私が注目したいのは高齢者や市民の医療に関する意識の変化です。財政破綻のあと、夕張市立診療所に勤務された森田洋之医師は著書『破綻からの奇蹟　～いま夕張市民から学ぶこと～』（南日本ヘルスリサーチラボ／2015年）で、病院閉鎖とその後の変化について詳しく紹介しています。そのなかで森田医師と60代の夕張市民Mさんとの印象的な会話が載っています。※（　）内注釈は筆者が加筆。

森田「まさにその病院閉鎖という意味では、やはり都市部の住民から見ると、病院がないようなところに住むのは不安で仕方ない、という意見を多く聞きます。それについては今どう思いますか？」

Mさん「でもね。自分の父親が、例えば足腰痛い～とか、下痢した～だとか、なんか調子わるい～、とかそういうことある。それは八十八歳だから仕方ない。それは年寄りだけでなく、若い人でも、一年三六五日全部調子いい！ってことはない。でもその中で、自分の親がどれだけ調子悪いのか、それが、老化の当たり前の過程なのか、そうでないのか、いつも（診療所の医師に）診てもらっているからこそ、その判断もしてもらえる。そりゃね、若くっても歳いってても、一日中テレビ見てボーッと寝てたり座りっぱなしだったら、足腰痛くなるの当然だ。だからこそ、若い時は腹筋したり背筋したり、歳とってもデイケアでリハビリしたり、自分でストレッチしたり、そういうのが大事。それをしないで、ただ病院行って注射打てば、薬貰えば良くなるかって、そういうもんじゃない。そうじゃないってことを私は強く言いたい。」

そしてMさんは、何かあったときには身近に相談できる地域の医師（かかりつけ医）がいるから、近くに市民病院がなくても心配はないと言いきり、「日本は保険がきくからって、なんでも病院にお任せじゃなくて、自分ができることは自分でやる。」ことが大事と力説しています。

こうした夕張市民の受療行動の変化は、これからの日本の医療を考えるうえで非常に重要なテーマだと感じます。「自分自身の生活を見直し、軽症の場合はむやみに医療を頼らない」「かかりつけ医とコミュニケーションをとりながら、いよいよというときがきたら自然な寿命を受け入れる」といった医療観、文化が広まれば、むしろ高齢期の人生は今よりもずっと穏やかなものになるはずです。

◆高齢者の暮らしに寄り添い、支える「地域医療」

夕張市の例からも分かるように、高齢期に必要度が高くなるのは病院の高度医療より、地域で高齢者の暮らしを支える地域医療です。これを担うのは、各地域の診療所やクリニックです。よく病院と診療所では、病院の医療のほうが進んでいて診療所は劣るという見方をする人がいますが、決してそうではありません。病院のなかにも役割の違いがあるように、病院と地域医療の診療所にも、やはり医療機能の違いがあります。

病院にはそれぞれの臓器・疾患別の専門医がいます。そして高度な医療機器やスタッフなどの物的・人的資源がそろっていて、病気を「治す」「命を救う（＝死なせない）」を最優先にした医療が施されます。

反面、病院の医師たちは患者個人の人柄や暮らしについて詳しく知る機会はあまりありません。入院時も限られた期間で目の前の患者の病気を治すことが目標とされ、治療によって患者の生活がどうなるかはあまり顧みられることはありません。また病院では治療を主導するのは医師です。患者が自宅復帰を希望しても、主治医の理解が得られなければ、希望を通すのは難しくなります。こうした環境下では、治療は成功していても家には帰れない、という高齢者が生まれやすくなります。それに対して地域医療を担う

図表18　超高齢社会に求められる医療像

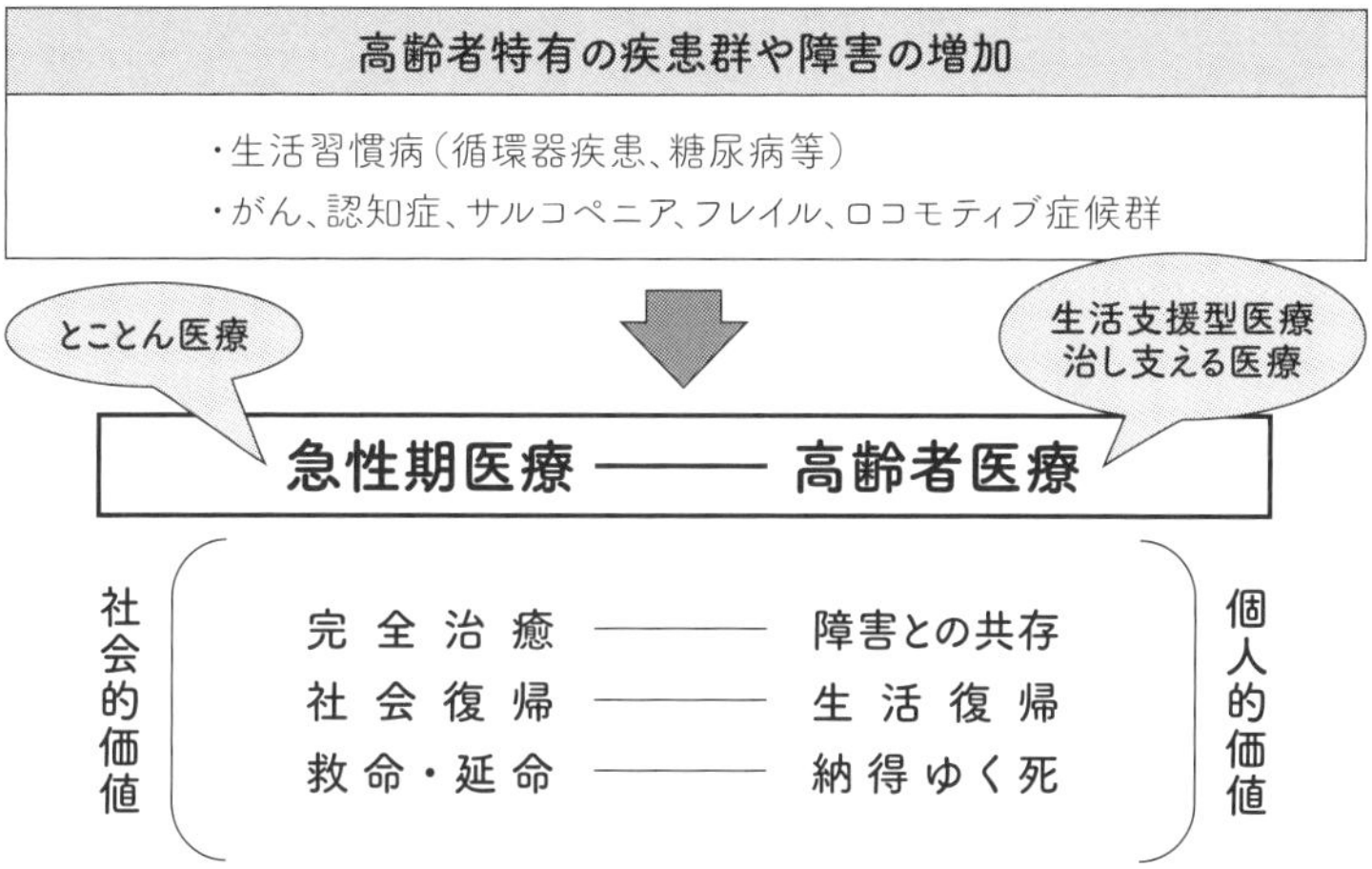

出典：国立長寿医療センター「国立長寿医療センターを取り巻く状況と課題」を基に作成

診療所の役割とは、患者が住み慣れた地域でその人らしい生活を送れるように支えることです。

地域医療を定義すると「地域住民が抱えるさまざまな健康上の不安や悩みをしっかり受け取め、適切に対応するとともに、広く住民の生活にも心を配り、安心して暮らすことができるよう、見守り、支える医療活動」というところです。なかでも大切なのが、患者の生活に心を配るという部分です。特に高齢者の場合、さまざまな慢性疾患を抱えているうえ、同じような身体的な変化でも個人のおかれている生活状況によって求められる支援は大きく変わります。必要なときには病院とも連携しながら、高齢者本人が望む場所で生活を続けられるように「支える」「ともに生きる」「癒やす」「看取る」といった機能を果たしていくのが地域医療です。

◆コロナ禍で注目された「かかりつけ医」の意義

地域医療のなかで中心的な役割を担うのが「かかりつけ医」です。厚生労働省ではかかりつけ医の定義とかかりつけ医の機能について、次のように説明しています（厚生労働省公式ウェブサイト「上手な医療のかかり方・jp」）。

◇かかりつけ医の定義

健康に関することでなんでも相談できる上、最新の医療情報を熟知して、必要な時には専門医、専門医療機関を紹介してくれる、身近で頼りになる地域医療、保健、福祉を担う総合的な能力を有する医師。

◇かかりつけ医の機能

・かかりつけ医は、日常行う診療においては、患者の生活背景を把握し、適切な診療及び保健指導を行い、自己の専門性を超えて診療や指導を行えない場合には、地域の医師、医療機関等と協力して解決策を提供する。

・かかりつけ医は、自己の診療時間外も患者にとって最善の医療が継続されるよう、地域の医師、医療機関等と必要な情報を共有し、お互いに協力して休日や夜間も患者に対応できる体制を構築する。

・かかりつけ医は、日常行う診療のほかに、地域住民との信頼関係を構築し、健康相談、健診・がん検診、母子保健、学校保健、産業保健、地域保健等の地域における医療を取り巻く社会的活動、行政活動に積極的に参加するとともに保健・介護・福祉関係者との連携を行う。また、地域の高齢者が少しでも長く地域で生活できるよう在宅医療を推進する。

図表19　地域包括ケアシステムのイメージ

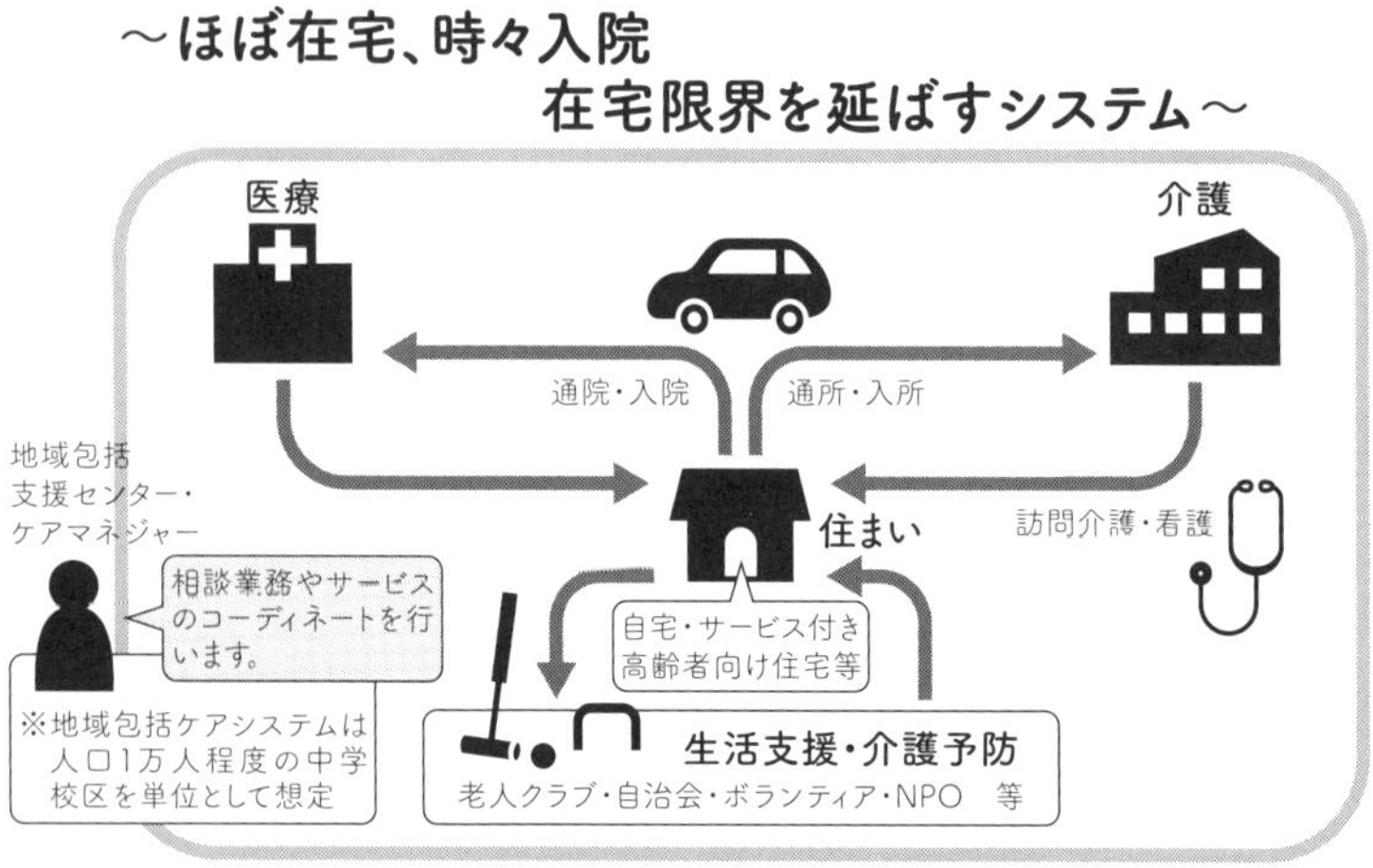

出典：厚生労働省「平成26年度診療報酬改定の概要」を基に作成

・患者や家族に対して、医療に関する適切かつわかりやすい情報の提供を行う。

ごく簡単にいうと、健康上で気になったことから日常生活の不具合も含めて、なんでも相談ができる医師がかかりつけ医です。高齢期には慢性的な複数の疾患を何年も継続して管理していく必要があります。また、ちょっと転んだだけでも生活の自立度が大きく変わることがあります。かかりつけ医は、日頃から患者の生活背景や家族の状況などを知っていて、そのようなときに高齢者が生活を続けるうえで最適な選択を支援してくれる医療の専門家なのです。

かかりつけ医がいれば、必要なときには病院の専門医にもスムーズにつながることができ、病院での治療が終われば自宅に戻るための体制づくりや在宅療養についての支援・指導をしてもらえます。

昨今では地域の病院、診療所、介護保険サービス事業所などが連携して高齢者を地域で支える地域包括ケアが各地で推進されています。高齢期に病院に入院したきり、救急搬送されたきりにならず、高齢者が自分らしい暮らしを続けていくには「ほぼ在宅、時々入院」というくらいの医療との距離感が理想です。

◆長く付き合える、かかりつけ医の探し方

信頼のおけるかかりつけ医を選ぶにあたって、厚生労働省の公式サイトでは、かかりつけ医は内科の医師に限らないし、眼科に通院している人であれば眼科の医師をかかりつけ医と考えてよい、またかかりつけ医は一人に決める必要もないと説明しています。

しかし高齢者の場合は、高血圧や糖尿病などの生活習慣病をはじめとした内科的疾患をもつ人が多くなりますから、やはり地域の内科を中心とした診療所・クリニックで、頼

れそうなところを探しておくのが現実的です。

すでに内科的な病気がある人は、治療の相談に行けば、医院の様子を見ることができます。また今現在は悪いところはないという人は年に1～2回の健康診断や、医療機関での市民向けの健康講座などがあれば足を運ぶということもできます。

かかりつけ医の機能には「患者や家族に対して、医療に関する適切かつわかりやすい情報の提供を行う」というものがあります。つまり病気やけがをした人、病気が疑われる人の日常診療だけでなく、疾病予防や介護予防、健康管理などに関して地域住民に情報提供をしていくことも、かかりつけ医の大切な役割です。健康講座だけに限りませんが、日頃から分かりやすく医療や健康、介護等について情報を提供し、地域住民とのコミュニケーションを大切にしている医療機関は、かかりつけ医として地域住民に貢献しようという高い使命感が感じられます。

もう一点、高齢期に通院が難しくなってきたときに活用できるのが在宅医療です。要介護になったあともなるべく自宅で療養したいと考えるのであれば、在宅医療を行っている診療所・クリニックをかかりつけ医にするというのは判断として適切です。外来もあり、必要なときには在宅医療も選べるところであれば、元気なときの通院から、要介護度が高くなったときの在宅療養、そして希望すれば在宅看取りまで、ずっと寄り添ってもらうことができます。そういう健康管理の伴走者がいれば高齢期にも自宅で安心して過ごせます。

外来はあるけれど在宅医療は行っていないという診療所の場合は、提携先に在宅医療を行う医師がいるかどうかを確認します。最近は在宅医療だけを専門に手掛けるクリニックも増えていますが、地域でそれまで通っていた診療所とのつながりがないと、医療や生活についての情報連携がうまく進まないことがあります。また病院の治療を終えて、終末期になってから在宅医療を始める場合、在宅医療のスタッフが関わる時間が限られてしまい、必ずしも十分な支援につながらない例があります。

在宅医療専門のクリニックを利用する場合には、できれば病院や地域の診療所に通っているうちから、のちに在宅療養に移行する希望があることを伝え、前もって相談しておくことでスムーズに移行できます。

最期まで、自分らしく生きるための「在宅医療」を知る

◆通院が難しくなったら、在宅医療の出番

在宅医療とは、医師や看護師が患者の住まいを訪れて診療を行うスタイルの医療です。形としては昔の時代の往診にも似ていますが、定期的な訪問診療を基本として、24時間365日体制で、自宅で療養をする患者と家族をサポートします。コロナ禍以来、医師が患者宅を訪問する在宅医療はいっそう注目を集めるようになっています。

在宅医療の対象になるのは病気や障害、加齢等により自力での通院が難しくなった人です。足腰が弱って一人での通院が難しくなったとき、あるいは退院後に障害が残ったり体力が落ちたりして外来に通えないというときは、在宅医療を利用すれば、多くの人は自宅で療養生活を送ることができます。

在宅医療の特徴は、患者の生活のなかに医療が入っていくというところにあります。病院の場合、医療の場に患者が入ることになり、その人らしい生活は失われてしまいます。しかし在宅医療では医師らが患者の家に上がり、その人の生活環境や家族の状況、暮らしぶりを知ったうえで、そこで生活を続けるために必要な支援を考えていきます。

患者の暮らしを守ることを第一に考えるので、患者はこれまでと同じように家族や友人との交流ができますし、住み慣れた環境にいるため心的な負担が少なく、安らかな気持ちで毎日を過ごすことができます。この点が治療を優先する病院での治療と大きく異なり、安心して医療を受けることができる在宅医療は医療の原点ともいえます。

年をとって病気をしたり要介護になったりしても、病院に収容されたまま人生を終えたくない、住み慣れた自宅で自分らしく過ごしたいという、人としての自然な願いを支えるのが在宅医療なのです。

◆在宅医療を可能にする「家族の理解」

在宅医療を導入するときにネックになりやすいのが、家族の介護負担の問題と緊急時の医療体制です。厚生労働省が2018年に発表した調査によると、どこで最期を迎えたいかを考える際に、重要だと思うことはなにかという問いに対して、「家族等の負担にならないこと」が73・3％に上ったことが分かりました（「人生の最終段階における医療に関する意識調査　報告書」）。高齢者本人は自宅に戻りたいと訴えても、家族が介護を担えないから、あるいは家族に負担がかかるのを避けたいからと諦めてしまうケースは少なくありません。これについては、高齢者が家族と同居している場合、在宅医療を始めることで家族に介護負担が増えることはあり得ます。しかし、自宅での介護のすべてを家族が担わなければいけないわけではありません。

今では介護保険サービスを利用することで、家族の介護負担をかなり軽減できるようになっています。そのため家族が仕事などで日中不在の家庭はもちろん、同居家族のいない一人暮らしの高齢者でも、在宅医療を導入することができます。

ただし同居でも別居でも家族がいる人では、在宅医療の方針や介護保険サービスの内容を検討するときなどに家族の協力が必要になることが多いです。必ずしも同居している家族でなくてもかまわないので、医療・介護のスタッフと連絡をとり合う窓口として協力してもらえるよう、日頃から話をしておくと安心です。

◆自宅で急変したときも24時間連絡が可能

家族の問題の次に、在宅医療の阻害要因として多くの人が挙げたのが「症状が急変したときの対応に不安である」「症状急変時すぐに入院できるか不安である」といったものです。病院なら医師や看護師が24時間常駐していますが、自宅にいて急に具合が悪くなったときはどうすればいいか分からないという不安を訴える声が多いことが分かります。

こうした不安は、在宅医療のシステムを知っておくとかなり軽減されます。在宅医療を行う「在宅療養支援診療所」として届け出をしている医療機関は、日本訪問診療機構によると次の要件を満たすことが条件になっています。

（1）24時間連絡を受ける保険医又は介護職員をあらかじめ指定し、患家の求めに応じ24時間往診が可能な体制を確保し、往診担当医の氏名、担当日等を文書により患家に提供していること。

（2）担当医師の指示のもと、24時間訪問看護のできる看護師あるいは訪問看護ステーションと連携する体制を維持すること。

（3）緊急時においては連携する保険医療機関において検査・入院時のベッドを確保し、その際に円滑な情報提供がなされること。

（4）在宅療養について適切な診療記録管理がなされていること。

（5）地域の介護・福祉サービス事業所と連携していること。

（6）年に一回、在宅でお看取した方の人数を地方厚生（支）局長に報告すること。

在宅医療では要件の（1）（2）にあるように、家にいても体調が急変したときには24時間365日、医師や看護師に連絡ができるしくみになっています。家で見守る家族がいない人でも訪問看護師や介護スタッフが頻繁に訪問することで、異変や体調変化にも早く気づくことができます。

また（3）にあるように病院での検査や緊急の治療が必要になったときには、在宅医療の担当医が連携する病院にベッドを確保します。ですから高齢者が転んだり、急な体調悪化があったりしたときも、慌てて救急車を呼ばなくても、かかりつけ医に連絡をすれば緊急対応ができます。

またたとえ救急車で病院へ運ばれても、かかりつけ医からの指示があれば、病院での無用な延命治療を避けることができます。高齢になって受けたい医療・受けたくない医療を選ぶためには、かかりつけ医の支援が非常に重要になります。

◆在宅で受けられる医療と介護保険サービス

在宅医療で受けられる医療と介護サービスは主に次のようなものになります。

在宅で受けられる医療サービス

在宅医療で受けられる医療は大きく「定期訪問診療」「往診」「訪問看護」があります。

・定期訪問診療

定期的に医師が患者宅を訪問し、診療や健康観察、薬の処方などを行うものです。高齢者の状態が安定していれば、2週間に1度くらいのペースで訪問することが多いです。定期的に訪れることで経過を把握し、計画的に医療の方針を立てて診療します。

・往診

患者本人や介護をする家族の求めに応じて、患者宅を訪問するのが往診です。往診は24時間365日体制で対応します。

・**訪問看護**

訪問看護師が自宅を訪れて、血圧、脈拍、体温測定等の健康観察や点滴などの医療処置、食事や排泄、清拭などの介助、生活・介護のアドバイスなどを行うものです。1回の訪問時間は30〜90分で、健康状態にもよりますが週に1回程度の訪問が一般的です。

介護度の重い人、在宅酸素療法や胃ろうなどの経管栄養、人工呼吸器管理といった医療的ケアの必要な人は、在宅での療養は難しいと思われがちですが、訪問看護を充実させることで在宅療養が可能になる例は多くあります。

このほかに在宅医の指示により、薬剤師や理学療法士、作業療法士等のリハビリの専門職、歯科医師、歯科衛生士が自宅を訪問して生活指導や療養のサポートをすることもあります（訪問看護や訪問リハビリは医療保険のサービスと介護保険のサービスがあります。がん終末期や難病、看取り期などでは医療保険が、そのほかでは介護保険が優先されます）。

在宅で受けられる介護保険サービス

在宅医療で、医療の方針を立てるのは在宅医ですが、介護や生活支援全般の管理をするのがケアマネジャーです。ケアマネジャーは本人、家族と在宅医、訪問看護師らと話し合いながら一人ひとりの居宅サービス計画書「ケアプラン」を作成します。そのケアプランに則って、医療・介護のチームがそれぞれの専門性を活かして支援を行っていきます。

介護保険で受けられる介護サービスには次のようなものがあります。

・訪問介護（ホームヘルプ）

ホームヘルパーが自宅を訪れ、支援を行うものです。食事や排泄、着替え、移動の介助といった「身体介護」と、調理、掃除、洗濯、買い物、薬の受け取りといった「生活支援」とがあります。一定の訓練を受けたホームヘルパーは、経管栄養や痰の吸引といった医療処置の一部を行えるようになっています。

・訪問入浴介護

自宅の浴槽で入浴するのが難しい場合、患者宅に専門の浴槽を持ち込んで入浴を介助する訪問入浴介助を利用することもあります。

・訪問看護、訪問リハビリ

看護師やリハビリ専門職が自宅を訪問し、看護やリハビリ等の支援を行います（サービスの内容は医療サービスの項目と同様）。

・通所介護（デイサービス）

高齢者がデイサービスセンター等の介護施設へ日中に通い、施設の職員が食事や排泄、入浴などの生活支援を行います。送迎車に乗って朝9時頃に施設に行き、夕方頃まで過ごすパターンが一般的です。高齢者の生活リズムをつくり、健康増進を図るためだけでなく、介護をする家族は休む時間を確保できます。施設によっては、デイサービス利用後に1泊の宿泊利用が可能なところもあります。

・通所リハビリ（デイケア）

介護老人保健施設（老健）や病院・診療所に定期的に通い、リハビリを受けるものです。車での送迎で通い、半日から1日施設でリハビリに取り組んで過ごします。

・ショートステイ（短期入所生活介護）

期間を決めて短期間だけ施設に入所するのがショートステイです。入所先は主に老健、特別養護老人ホームです。介護をする家族が体調不良のときや一時的に自宅を留守にするときなどに利用することが多いです。利用1回あたりの滞在の上限は30日とされています。

在宅医療ではこうした医療・介護のサービスを組み合わせ、高齢者ができるだけ長く自宅で生活を続けられるように支えます。参考として、図表20は在宅医療を導入し看護小規模多機能型居宅介護を利用している高齢者の1週間のスケジュールと主な月額の費用となります。

図表20　1週間のケアプランと自己負担例

89歳　男性　要介護5　自宅での療養

（負担割合1割）看護小規模多機能型居宅介護利用

基本料金（月額）：介護保険利用料31,386円＋加算分＋食事代＋宿泊費＋医療費

		月	火	水	木	金	土	日
起床	7:00			宿泊利用				宿泊利用
朝食	8:00	訪問介護	送迎		送迎		送迎	
	10:00		通所利用（入浴）	通所利用（排便処置）	通所利用	訪問診察	通所利用（入浴）	通所利用（排便処置）
昼食	12:00							
	14:00	訪問看護						
	16:00			送迎	送迎			送迎
夕食	17:00		宿泊利用				宿泊利用	
	19:00							
就寝	21:00							

著者作成

92歳　女性　要介護2　自宅（サ高住）での療養

（負担割合1割）看護小規模多機能型居宅介護利用

基本料金（月額）：介護保険利用料15,680円＋加算分＋食事代＋サ高住家賃＋医療費

		月	火	水	木	金	土	日
起床	7:00							
朝食	8:00	訪問介護	訪問介護	訪問介護	訪問介護	訪問介護	訪問介護	訪問介護
	10:00		通所利用（入浴）				通所利用（入浴）	
昼食	12:00							
	14:00	訪問看護			通所利用	通所利用		
	16:00	訪問介護	訪問介護	訪問介護			訪問介護	訪問介護
夕食	17:00	訪問介護	訪問介護	訪問介護	訪問介護	訪問介護	訪問介護	訪問介護
	19:00							
就寝	21:00							

著者作成

95歳　女性　要介護4　自宅（サ高住）での療養

（負担割合1割）看護小規模多機能型居宅介護利用

基本料金（月額）：介護保険利用料25,000円＋加算分＋食事代＋サ高住家賃＋医療費

		月	火	水	木	金	土	日
起床	7:00	訪問介護	訪問介護	訪問介護	訪問介護	訪問介護	訪問介護	訪問介護
朝食	8:00	訪問看護			訪問看護			訪問看護
	10:00		訪問看護	訪問看護		訪問看護	訪問介護	
昼食	12:00							
	14:00	通所利用	通所利用	通所利用（入浴）	通所利用	通所利用	訪問看護	通所利用（入浴）
	16:00							
夕食	17:00		訪問介護	訪問介護		訪問介護	訪問介護	
	19:00	訪問介護	訪問介護	訪問介護	訪問介護	訪問介護	訪問介護	訪問介護
就寝	21:00							

著者作成

◆終末期医療をどう考えるか

医療との付き合い方は、年齢やそのときの健康状態によっても変わります。一口に高齢期といってもこれまで健康だった60代や70代前半であれば、大きい病気が見つかったときには病院で積極的に治療をし、社会や家庭に戻りたいという人が多いと思います。それはそれで問題ありません。

けれども、病気を多く経験してきた人や80代、90代といった高齢になってくると臓器の機能等によって治療の選択肢が限られるようになってきます。全身麻酔をするような負担の大きい治療はできない場合もありますし、治療するメリットを治療によるデメリットが上回る、つまり入院を機に寝たきりになったり、認知機能が低下したりすることが多くなります。

そういう時期を迎えたら、あえて積極的な入院治療を受けず、在宅医療を活用しながら自宅で穏やかに過ごす時間を大切にするという考え方はあってもいいのです。地域医療や在宅医療の良いところは、地域でずっとその人を診続けるという時間軸があることです。それは、本人とその家族がどういった生活をしてきたか、という時間の流れをふまえたふさわしい選択肢を提供し、今後の生活について一緒に考え準備をしていくというものであり、そういう関わり方も、地域医療・在宅医療のかかりつけ医だからこそできることです。

終末期医療についても、回復の見込みがなくなったときに、意識もないのに延命治療で生かされ続けるのを拒む人も少なくありません。その意思をリビング・ウィルのような文書にして残すことにも意義があります。

ただ文書にしてあっても、それがいざというときに医療関係者に伝わらなければ意味がありません。リビング・ウィルを用意したときは家族や身近な人、かかりつけ医、訪問看護師などにその旨を伝えておくことが大切です。

また終末期の医療は、心臓・呼吸が止まったときに心肺蘇生をするかどうか、胃ろうのような経管栄養をするかしないかだけではありません。人が命を終えていく過程では、本人や家族がさまざまな医療・ケアの選択を迫られます。その一つひとつを前もってすべて考えて決めておくのは実際には困難です。

そういうときに、その時々の段階に応じて本人・家族の意思を確認しながら、本人の望む最期に向けて寄り添っていくのが、かかりつけ医と在宅医療チームの役割です。寄り添うというのは、本音をいえる関係を築くということです。「最期に入院はしたくない」「ずっと家で過ごしたい」「痛みや苦痛はとってほしい」「無理なことはせずに穏やかに見守ってほしい」といった心からの希望を、かかりつけ医やチームのメンバーに伝えていくようにすることが大事です。

コラム

地域医療・在宅医療の担い手医師を育成していくことが急務

人生100年の最期まで自分らしく過ごせる人を増やすには、それを支える医療・介護の担い手を確保していくことが不可欠です。医療面に限っても、人数の多い高齢者に対し、在宅医療を提供する医師はまだまだ不足していると感じます。

むしろ医療の発達していない1960年代頃までは、生まれるときから命の終わりまでは、地域の人の家を訪れ、人生のそれぞれのステージに寄り添っていくのが医師の仕事でした。しかし1970代頃から、次第に臓器・疾患別に専門性が高まり、病気を克服して命を救うことだけが目的とされるようになっています。医師も自分の専門については詳しいけれど、それ以外は責任をもてない、もたないという風潮が強くなっていきます。

しかし人間は病気があってもなくても、どこかの時点で必ず死を迎えます。特に今の日本のような超高齢多死化が進んだ社会では、死なせないための医療に力を注ぐばかりでなく、死ぬための医療も充実させていく必要があります。そうでなければ国民に求められる医療と、医師が提供できる医療とのバランスが極端に悪くなってしまいます。
ただ現状は医療教育においても、まだまだ臓器別の専門教育が中心です。複数の疾患を抱える高齢者をしっかり診られるような総合診療や、死に向かう人を支える医療は十分に教えられていません。若い研修医には、人が亡くなるところを見たことがないという人もいます。人が一人亡くなるということは、単に生物としての生命活動が終わるだけではありません。家族関係や社会的なつながり、葬儀の手続きや財産・相続など、非常に広範で複雑な影響が及びます。そうしたことを理解して、一人の人の死を温かく見送ることができる医師を国として育成していく必要があります。

私自身は、専門医の第一線を退いた40～60代頃のベテラン医師、それから生活者としての視点をもちやすい女性医師たちは、このような地域医療・在宅医療の担い手として最適ではないかと思っています。そうした医師を支援し、地域の人を支える心ある医師たちを増やすことが、国民の人生の終わりをより良いものにしていくはずです。

第6章

「ありがとう」

自分の人生に感謝して最期を迎える

私が在宅看取りを重視するようになった理由

私が地域医療や在宅医療に関心をもつようになった背景には、ある高齢の男性患者との出会いがあります。１９８７（昭和62）年当時、私は麻酔科医として熊本大学医学部附属病院に勤務し、麻酔科外来を担当していました。その外来では疼痛を管理するペインクリニックのほか、リスクの高い手術症例の術前検討を行う麻酔相談も行っていました。

ある日、そこへやってきたのが82歳の男性です。この男性は進行した食道がんを患っており、近く胸と腹部を大きく開く大手術を行い、術後はＩＣＵ（集中治療室）への入室が予定されていました。

大学病院の使命の一つは医療の限界に挑むことです。そうだとしても、私は男性の年齢や体力を考えて、かなり問題があると直感的に感じました。当時は、がんの患者への告知が一般的でなかったこともあり、男性は自分の病名も手術の大変さもよく理解していない様子です。しかしその男性は自分の体調の急変から病状の重さを感じ取ったのか、手術後に寝たきりになるかもしれないという不安にさいなまれて、そうまでして長生きしたくないから手術はしないでほしいと私に向かって真剣に懇願したのです。

ＱＯＬという概念がまだ浸透していない時代でしたが、自分自身の状態と術後の生活を考え、手術をしたくないという高齢男性の希望は実に的を射たものでした。おそらく家族は、少しでも命を延ばす希望があるならと手術を承諾したのだと思いますが、私は手術のリスクの大きさと年齢、本人の意思を考慮すれば、再検討すべきではないかと外科の執刀医にも伝え、結果的に手術を回避することができました。

私はこのケースをきっかけに患者の生活を守り、患者の意思を代弁できる医療者を目指そうと思うようになりました。そして勤めていた大学病院を辞し、個人病院の院長職を経て、熊本市に自分のクリニックを開業したのです。

クリニックを開業したのが１９９２年で、１９９６年には訪問看護のための訪問看護ステーションを開設しました。介護保険制度が導入された２０００年以降は訪問看護事業者も数が増えましたが、当時、後方病院・施設をもたない事業者はほとんどない時代です。開業医で訪問看護ステーションをもつのは、私のクリニックが熊本県内で第１号だといわれました。以来約30年にわたり、地域で住民の健康を守り、人生に寄り添うことを使命と考え、活動を続けてきています。

自宅で旅立った実母からの贈り物

また私が在宅での看取りを支援したいと思うのは、私自身の母の影響もあります。私がクリニックを開業して間もない1997年6月15日、私は胆管がんを患った母を自宅で看取りました。私が40代半ば、母が66歳でした。

私の母はいつも自分のことよりもまわりに気を使い、甘えられるのは好きなくせに自分は甘えるのが下手という、典型的な昭和の母でした。胆管がんが見つかったときにはすでにかなり進行しており、膵頭十二指腸切除術という大きい手術もしましたが、術後しばらくして肝転移が発覚しました。主治医の見立ては、残された期間は1年余りということでした。

母は陽気で気丈な性格でしたし、医学的な知識もそれなりにもち合わせていたので、私は母に告知しようと考えていました。そんな折、偶然にも母と一緒に見ていたテレビ番組で告知の場面がありました。そこで冗談まじりに「こんなとき、自分なら本当のことを知りたいか」と尋ねると、急に真顔になり「私は絶対に言われたくない」と断言しました。私も驚きましたが、その語気の強さからこれは「私に言うな」という母からのメッセージだと確信し、以後そのことに直接触れることはありませんでした。

60kg近かった体重が40kgまで落ち、見るからに弱ってきた4月下旬、私が出張した際に、使おうとした電気カミソリのバッグから小さな紙切れが出てきました。母からの手紙でした。

天気が悪いので　注意して　いってらっしゃい
毎日毎日　大切に　やさしくして頂き
とても感謝してます
16日　夕食会　ありがた過ぎます
申し訳なく　しみじみ　思います
私なりの　人生のしめくくり　したいと考えて
ますけど　よろしく
決して　おみやげは　いりませんよ
笑顔が　一番　うれしい　です

毎日　ありがとう　ありがとうです

母

武俊　様

手紙を読みながら涙が出ました。別れの日も近いと思っていた頃だったので余計に胸が締め付けられました。私のきょうだいを含め、家族みんなで精いっぱいのことをしてやろう、できる限り家で一緒にいてやろうとあらためて心に誓いました。体は日に日に弱っていきましたが、なんとなく沈んでいる家族をむしろ励ますくらい、母は明るく振る舞っていました。

いよいよ亡くなる10時間ほど前、40度近い高熱が出て意識が混濁しているのが分かりました。このまま逝ってしまうのかと思いましたが、熱を下げる処置をしたところ、突然「ああ、こんなに気持ちがいいのは久しぶり」と大きな声を上げて目覚めました。そして死ぬ直前まで、家族一人ひとりの手を握り、言葉を交わしました。小さくなった体のどこからあんなエネルギーが出るのかと思うくらい、力のこもった手でした。この先も生きる私たちにとって、死にゆく人の言葉は一言一句重く、かけがえのないものでした。

おそらく自分の家という本人にとっても家族にとっても安らげる場があったからこそ、こういう貴重な時間がもてたのだと思います。このような最期の姿を教えてくれた母に心から感謝をしています。

最期に親しい人と交流できるのは、やっぱり自宅

母の経験からも、家族が最愛の人を失うことは耐え難く悲しいことですが、その死を通して伝えられたメッセージは確実に残る者の心に刻まれ、ずっと生き続けるものだとつくづく実感しています。だからこそ私自身も家で死にたいし、できる限り多くの人に家での看取りを経験してもらいたいと考えています。在宅医療の究極の目的はそのためにある、といっても過言ではありません。

私が考える在宅看取りの意義を整理すると、以下の6点です。

在宅看取りの意義

(1) 親しい人の死を看取る作業は、残される人に対して「人はどのように生きるべき

か」を考えさせてくれる。最期の時こそ、その人の生き方が如実に表れる。
（2）死にゆく人を看取る作業は同時に残される人の癒やしの作業でもある。見送る側の人は、深い悲しみのなかにあっても「やれるだけのことはやった」という満足感が得られることが多い。
（3）死に向かう人は死そのものが怖いというよりも、死に至る経過で孤独感、喪失感にとらわれることの恐怖が大きい。それを援助し克服するためには「ともに生きる」という関わりが大切である。
（4）死に向かう人は残される人たちに新たな出会いをもたらし、その人たちの絆を強めてくれる。看取りや葬儀などを通して薄れていた親族の関係が深まり、地域の人たちが顔見知りになるといった例も多い。
（5）子どもは死にゆく人を見つめ、人の死を映像化して記憶にとどめる。それが将来「人間としていかにあるべきか」を考え、「戦争は愚かな行為」「自分の命も他者の命も大切にしなければいけない」といった人生観、価値観の大切な基準を築く。
（6）家での看取りは死にゆく人にとっても看取る人にとっても、生活のなかでともに過ごせる（病院は生活する場所ではない）。

自然な寿命を受け入れた死は、安らか

在宅看取りを考えるとき、「何を自然な寿命と考えるのか」についても一定の方針、いわば心構えが必要になります。現在のように医療の進化した日本では、昔なら亡くなっていた状態の人でも栄養や人工呼吸器の管をつないで延命ができてしまいます。けれども、医療で死を遅らせることは逆に自然な死を妨げ、本人の苦しみをいたずらに長引かせることが少なくありません。医療技術で死に抗うことには、どこかで必ず限界がきます。

死と向き合うことは簡単ではありませんが、死が身近になった超高齢社会では国民一人ひとりが自分の人生の終え方を考えていく必要があります。私自身は、自分でものが食べられなくなったら「寿命」と考えるのが妥当ではないかと考えています。これはあらゆる生きものに共通の自然な最期の姿であり、欧米ではすでにそのような考え方が市民に広く受け入れられています。

日本尊厳死協会副理事長の長尾和宏医師も『延命治療で苦しまず平穏死できる人、できない人』（PHP研究所／2014年）で「最期に過剰な延命処置さえしなければ、たとえ末期がんでも人は穏やかに、枯れるように死んでいける……。」と述べています。

私もこれまで多くの高齢の患者と向き合ってきましたが、本人は平穏な最期を迎えたいと思っているのに、家族が逆の方向を向いているケースが少なくないと感じています。大切な存在だから少しでも長く生きてほしいという家族の気持ちも十分理解できますが、自然な命の終わりを迎えたいと考える患者の気持ちを置き去りにすることはできません。だからこそ、生の最後の瞬間をどう迎えるか、家族で意識を共有すべきだと思うのです。

長尾氏の日常を記録したドキュメンタリー映画『けったいな町医者』は「生きることは、食べること。生きることは、笑うこと。生きることは、歌うこと。生きることは、歩くこと。」とのナレーションで幕を閉じます。尊厳死が当たり前に叶う社会になれば不幸な最期を遂げる高齢者は減り、国の医療費も自然に減るのです。

在宅看取りを実現するための4条件

このような本人の望む尊厳死をサポートしていくのが、かかりつけ医と在宅医療チームです。かかりつけ医による看取りは長い間に培われた信頼関係に基づいて進められていくため、死にゆく人の希望を実現しやすくなります。しかし、自然な寿命である「老衰」という死亡診断を下すのは、実は簡単なことではないと森田医師は強調します。

「老衰」と言うのは、あくまでも自然死という「状態」であって「病気」ではない。ですので、「老衰」であるということをご本人・ご家族に受け入れていただくためには、実は医療側と患者・家族側にそれなりの関係性が必要で、またご家族にとっても、それを受け入れるための時間と覚悟が必要なんです。

（『破綻からの奇蹟　～いま夕張市民から学ぶこと～』〈南日本ヘルスリサーチラボ／2015年〉）

つまり本人が命の終わりを考えるとともに、家族などの周囲の人にもそれを受け入れてもらう準備が必要になるということです。まわりの人との関係が、最期の迎え方に大きな影響を与えるからです。

こうしたことを踏まえ、在宅看取りを実現するための条件を次のように考えます。

在宅看取りの4条件

①本人の強い意志

「最期まで家にいたい」という本人の強い希望が最も重要です。その希望を家族やかかりつけ医に伝えてもらいます。

②かかりつけ医や在宅医療チームのサポート

かかりつけ医、訪問看護師、ケアマネジャー、ホームヘルパーといった在宅医療チームは看取りの場所、受けたい医療（受けたくない医療）について何度も確認をしながら支援をします。不安なことがあればなんでも相談にのってもらえます。家での看取りの方針が固まったら、訪問診療・看護・介護の体制を看取りに向けて整えていきます。

③家族や身近な人の理解

在宅看取りをするには家族の理解も大切です。家族にもさまざまな葛藤があると思いますが、最後は本人の思いを尊重することができれば理想的です。家族の理解が得られれば、在宅医療チームが看取りを行う家族のサポートも行っています。

④少しのお金

看取り期には訪問の頻度や医療・ケアが手厚くなることが多く、在宅で療養したほかの時期より医療・介護の自己負担が増えることがあります。心配なときにはケアマネジャーに費用面の確認もしておくと安心です。

「自分らしい最期」を叶えた人たちのエピソード

私のクリニックの患者にも、その人らしい理想の最期を実現した人が何人もいます。

いずれも忘れ難い人ばかりですが、なかでも印象に残っているエピソードがいくつかあります。

在宅看取り事例① 70代男性・Sさん

愛犬とともに最期まで自宅で暮らす

70代の男性Sさんは妻に先立たれ、一人暮らしをしていました。家族には離れて住む成人の息子さんが一人いましたが、あまり交流はないという状態で、Sさんにとって家族のような存在だったのが年をとった愛犬でした。

そんなSさんに70歳を過ぎて進行した大腸がんが発覚しました。病院で治療を受けていましたが、Sさん自身が自宅に戻ることを強く主張したため病院の主治医が困って連絡をしてきたことから、在宅療養が始まりました。

Sさんは大腸がんの終末期で肝臓にも転移があり、腹水もパンパンに溜まっていて状態が悪いのは明らかです。私たちも心配し、病院で療養をしたほうが苦痛を減らせるのではと再入院も提案しましたが、Sさんは、どうか家にいさせてほしいと言って譲りません。たとえ今後どんなに悪くなっても泣き言を言わない、仏壇の妻の遺影のもとに横になりながら家にいれば、妻がそばにいてくれる気がするので大丈夫だと繰り返し言うのです。

そして動くのもつらいはずなのに老いた愛犬にエサをやり、私たち医療・介護のスタッフが訪問すると不満・不安はいっさい口にせず、すみません、ありがとうございますと頭を下げていています。そんなSさんの姿に人間のもつ覚悟の力を見せられ、在宅医療チームもSさんの最期の望みを叶えてあげたいと一丸となって対応しました。

家に戻って1カ月ほどした10月中旬、Sさんの容体がいよいよ悪化します。私たちがSさんの息子に連絡したところ、息子が何十年ぶりかにSさんの元を訪れてくれました。Sさんはこれまでの親子関係を息子に詫び、感謝を伝え、息子は死の迫った父の姿を見てショックを受けた様子でしたが私たちに丁寧にあいさつをして帰っていきました。

それから数日して、Sさんは愛犬と妻の遺影に見守られて自宅で息を引き取りました。父親の訃報を受けて息子が再訪してくれ、葬儀や遺品の片付け、老犬の引き取りなどいっさいを行ってくれました。その様子は寂しげではありましたが、父の最後の望みが叶えられたことへの納得と感謝を私たちに告げてくれた言葉には、嘘はなかったように思います。

在宅看取り事例② 90代女性・Iさん

サービス付き高齢者向け住宅で親友に見守られ旅立つ

70代のときに夫を亡くしたIさんは80歳で自宅を売却し、熊本市内の有料老人ホームで生活を送っていました。Iさんには養子の息子が二人いましたが、二人とも関東在住で近くに頼れる親類はおらず、医療・介護などの諸手続きは九州在住の姪が行っていました。

私たちがIさんと関わるようになったのは、有料老人ホームは自由がないし費用も高いといって、Iさんがサービス付き高齢者住宅に転居したのがきっかけです。Iさんが86歳のとき、サ高住の居室を訪問する形で在宅医療がスタートしました。

Iさんは、サ高住に住んで、ときどき一緒にごはんを食べたりする人生初の親友ができたといって楽しそうに話をしてくれました。健康面では長年糖尿病を患っており、糖尿病の合併症である糖尿病性腎症もありました。腎臓の機能がかなり落ちていたため、私たちは人工透析も提案しましたが、Iさんは拒否しました。高齢のため、週に何度も病院へ行って透析をするのは大変ですし、むしろその時間を友達とおしゃべりして、のんびり過ごしたいという主張です。そこでIさんの希望を尊重し、薬で体調管理を続けることにしました。

やがて90代になるとフレイルも出現し、歩いてトイレに行くのも不安定になってきたため通所リハビリに通うようになりました。この頃には親友、養子の息子たち、姪に対して「この先、私に何かあっても病院へは行きたくない。延命処置もしないでほしい」とはっきり意思を伝えるようになりました。そこで私たちも住んでいる居室での看取りに向けて、準備を進めていくことにしました。

体重が30kg台まで減少し、やせが目立つようになった頃からは、ほぼ毎日の訪問看護を行い、生活の支援と見守りを継続しました。ある冬の日、サ高住からの連絡で訪問するとIさんが居室のベッドに横たわり亡くなっていました。急性の内因性心臓死と診断しました。

サ高住でできた親友や仲間たちに見守られ、亡くなる前日の夜まで笑って話をしていたとのことで、皆が立派な大往生だったと納得し、Iさんの穏やかな旅立ちを見送ってくれました。

在宅看取り事例③ 90代女性・Nさん

孫と息子に見守られ、自宅で永眠

Nさんは60代のときに息子の妻が40代で急逝し、母親代わりをして孫を育て息子一家を支えていた時期があります。孫が成長したあとは息子の仕事の都合もあって離れて住んでいましたが、夫を見送ったあとからは自宅で一人暮らしをしていました。その後、Nさんは80代で胸部大動脈解離を経験します。心不全も増悪して認知症の症状も出てきてしまい、療養病床で長期の入院を余儀なくされていました。

そんなとき、世話になった母親（祖母）を自宅で看取りたいということで、息子と孫から在宅医療の依頼がありました。母親を自宅に引き取って治療継続と介護をしたいという希望です。60代の息子は職場を退職後、関連の事業所で週に3日ほど働いており、30代の孫も平日日中は仕事があるため、曜日によって家族が不在になる時間帯があります。

そこで私たちは介護保険の地域密着型サービスである「小規模多機能型居宅介護」を利用し、通所（通い）を中心として必要なときには泊まりを入れながら、在宅療養をすることにしました。Nさんは認知症の症状は少しずつ進みましたが、息子や孫を見るといつもうれしそうにニコニコしていて、小規模多機能型居宅介護でもスタッフに助けられながら比較的穏やかな生活が3年あまり続きました。

それでもNさんが94歳になる頃にはベッドで過ごす時間が長くなり、長く続けた通所もだんだん困難になってきたため、すべて訪問系サービスに切り替えを検討することにしました。最後の通所での入浴を終え、スタッフがNさんを自宅に送ったその夜、Nさんは息子と孫の見守るなかで静かに亡くなりました。

私たちがNさん宅を訪問すると、息子が涙と笑顔を浮かべながら、家で母を見送れたのは家族の喜びであり、幸せだったと感謝を伝えてくれました。母の人生の最期に、恩返しができたと感じられたことが、二人にとって大事なことだったのだと思います。家族の強い絆に私たちも心を打たれた事例です。

主体的な生き方の積み重ねが、幸せな最期をつくる

在宅看取りを見ていて思うのは、あらためて死はすべての終わりではないということです。先に逝く人は残る人たちの心のなかに生き続け、影響を与え続けています。長い人生のなかで思わぬ事態や苦労があっても、命を終えたときに残る人たちがいい人生

だった、よく頑張った、あんなふうに逝きたいと、惜しんでくれるのであれば、それはすばらしい最期だと思います。家族や身近な人に見守られ、自分らしい最期を遂げた人に共通するのは、自分で自分らしい生き方を選び、主体的に生きてきたということです。

終末期になっても愛犬と妻の遺影のもとで暮らせる自宅での生活を選んだSさん、徐々に衰えが進むなか、自分の住む場所や人付き合い、自分の受けたい医療を選び取っていったIさん、そして自分が苦労を厭わず支えてきた家族から、今度は支援を受けながら旅立っていったNさん……その時々で自分らしい生き方を考え、誠実に生きてきたその時間の積み重ねが幸せな最期をつくっていくのだと思います。

長くなった人生の後半を、健康に気をつけて仕事に趣味に生きがいをもって生きるという時代です。人とのつながりを大切にし、自分のできることで他者に貢献し感謝を伝えていくことが、幸せな生き方・死に方を選び取るための準備となります。これは誰にでも、今日から始められることです。

今をどう生きるかで未来は変えてゆけます。今の高齢世代は戦後の何もない時代からがむしゃらに働いて、現在の日本をつくり上げてきた人たちです。その世代の人たちがこれからの自分や家族、社会のありたい姿に向けて行動していけば、必ず未来は変わります。

おわりに

最後までお読みいただき、ありがとうございました。

昨今では、「在宅死」や「おひとり死」「終活」「死後の手続き」など、死やその前後をテーマにした書籍、雑誌が多数刊行されています。戦後のベビーブームに生まれた団塊の世代も75歳以上になりつつあり、病気やその先の死というものが身近になっているのだと実感します。

しかし地域医療に携わる医師としては、死の直前・直後のことだけに注目することには少々違和感を覚えます。遺言や相続、墓の準備などが大事でないとはいいませんが、その前にもっとできることがあるはず、というのが私の率直な気持ちです。

今は昔よりもずっと人生が長くなりました。その与えられた長い時間を、漠然と死への不安に怯えてぼんやり過ごすのではなく、高齢期にもその人らしい生きがいをもって生きてほしいと思います。そしてこれから先の心身の変化を理解し、介護が必要になったとき、看取りが近づいたとき、それぞれの段階でどういう選択をしていきたいのか考えてもらいたいという思いで今回、本書を執筆することにしました。

今の日本には、厳しい現実を抱えている側面もあります。

年寄りばかりが増えていき、若い働き盛りの世代が大きく減っています。世界一の高齢化で医療費も社会保障費も増え続け、国の財政をひっ迫させています。頼みの綱の公的年金はどんどん減っていき、受けられる医療・介護サービスも縮小しています。こういう部分だけを見れば、長生きをしても何もいいことがないとため息をつきたくなります。

しかし、私はこうした逆境をむしろエネルギーに変えていく、発想の転換が大事だとも考えています。

若い世代が減少しても、シニアが健康寿命を延ばして自分にできる仕事で貢献すればいいのです。国民医療費がかかり過ぎるのであれば、一人ひとりが医療との付き合い方を見直していけばいいし、できることに一つひとつ取り組んでいけば、シニア世代もお荷物ではなく社会の担い手になり得ます。長寿の人生をいきいきと楽しんでいれば、「あんなふうに年をとりたいね」と若い世代の目標になることもできます。

そうして次の世代に人生100年を生きる背中を見せつつ、来るべき時がきたら潔くこの世を去っていくという、そんな「かっこいい生き方・死に方」ができたら、この恵まれた長寿社会がさらに輝いたものになるように思います。

私自身も、明るい光に満ちた長寿社会の実現に向け、いっそう力を尽くしていきたいと考えています。

最後になりますが、開業以来、長年にわたって地域住民に寄り添った医療・ケアを提供してくれているすべてのスタッフ、またかけがえのない命や死を教えてくれた母親、私を常に支えてくれる家族にもあらためて感謝を伝えます。

そして、私たちに医療者としての使命を与え、人生の奥深さや人の温かさを教えてくださる地域住民の皆さまに心からの敬意を表します。

参考文献

・坂本貴志『ほんとうの定年後 「小さな仕事」が日本を救う』（講談社現代新書／2022年）
・池田きぬ『死ぬまで、働く。』（すばる舎／2021年）
・森田洋之『破綻からの奇蹟 ～いま夕張市民から学ぶこと～』（南日本ヘルスリサーチラボ／2015年）
・長尾和宏『延命治療で苦しまず平穏死できる人、できない人』（PHP研究所／2014年）
・二塚 信、嵯峨 忠『高齢社会 どう変わる、どう生きる（熊本大学高齢社会総合研究プロジェクト）』（九州大学出版会／2003年）

【著者プロフィール】

清田武俊（きよた・たけとし）

1953年熊本県生まれ。1979年に熊本大学医学部卒業、熊本大学医学部附属病院（現・熊本大学病院）に麻酔科医として勤務。1989年に医療法人博光会御幸病院の院長に就任。1992年に春日クリニックを開業、1993年に医療法人社団清心会を設立。地域住民に寄り添いライフステージに合わせた医療を提供することを掲げ、ニーズに応じて在宅診療や介護保険事業も展開している。

熊本市医師会在宅医療委員会委員長、熊本市医師会在宅ケアセンター運営委員長、熊本・上益城地域医療構想調整会議委員、熊本県保険医協会理事、熊本県内科医会・熊本市内科医会理事。

本書についての
ご意見・ご感想はコチラ

自分らしく生きて、逝く

2023年4月26日　第1刷発行

著　者　　　清田武俊
発行人　　　久保田貴幸

発行元　株式会社 幻冬舎メディアコンサルティング
〒151-0051　東京都渋谷区千駄ヶ谷4-9-7
電話　03-5411-6440（編集）

発売元　株式会社 幻冬舎
〒151-0051　東京都渋谷区千駄ヶ谷4-9-7
電話　03-5411-6222（営業）

印刷・製本　中央精版印刷株式会社
装　丁　　村上次郎
イラスト　　はぎのたえこ

検印廃止

Printed in Japan
ISBN 978-4-344-94477-0 C0047
幻冬舎メディアコンサルティングＨＰ
https://www.gentosha-mc.com/